国家卫生和计划生育委员会"十三五"规划教材

江苏省高等卫生职业教育规划教材

供护理专业用

妇产科护理实训指导

主　审　张徐宁

主　编　高晓阳　马常兰

副主编　许　红　潘爱萍

编　者　（以姓氏笔画为序）

丁晓霜（江苏护理职业学院）

王可可（扬州职业大学医学院）

王婷婷（泰州职业技术学院医学技术学院）

马常兰（江苏建康职业学院）

冯　蓉（盐城卫生职业技术学院）

李　丽（复旦大学附属妇产科医院）

许　红（盐城卫生职业技术学院）

杜江平（淮安市妇幼保健院）

陈　涓（泰州职业技术学院）

张　蕾（江苏建康职业学院）

周　玥（淮安市妇幼保健院）

胡俊妹（镇江市高等专科学校卫生护理学院）

施　凤（江苏建康职业学院）

高晓阳（江苏护理职业学院）

谢　菲（镇江市高等专科学校卫生护理学院）

潘爱萍（泰州职业技术学院医学技术学院）

人民卫生出版社

图书在版编目（CIP）数据

妇产科护理实训指导 / 高晓阳, 马常兰主编 . —北京：
人民卫生出版社，2016
ISBN 978-7-117-22339-3

Ⅰ.①妇…　Ⅱ.①高…②马…　Ⅲ.①妇产科学 –
护理学 – 高等职业教育 – 教材　Ⅳ.①R473.71

中国版本图书馆 CIP 数据核字（2016）第 063583 号

| 人卫智网　**www.ipmph.com** | 医学教育、学术、考试、健康，
购书智慧智能综合服务平台 |
| 人卫官网　**www.pmph.com** | 人卫官方资讯发布平台 |

妇产科护理实训指导

主　　编：高晓阳　　马常兰
出版发行：人民卫生出版社（中继线 010-59780011）
地　　址：北京市朝阳区潘家园南里 19 号
邮　　编：100021
E - mail：pmph @ pmph.com
购书热线：010-59787592　010-59787584　010-65264830
印　　刷：三河市宏达印刷有限公司
经　　销：新华书店
开　　本：787 × 1092　1/16　印张：8
字　　数：200 千字
版　　次：2016 年 6 月第 1 版　2016 年 6 月第 1 版第 1 次印刷
标准书号：ISBN 978-7-117-22339-3/R·22340
定　　价：29.00 元

打击盗版举报电话：**010-59787491　E-mail：WQ @ pmph.com**
（凡属印装质量问题请与本社市场营销中心联系退换）

出版说明

　　随着我国医药卫生事业和卫生职业教育事业的不断发展,高等卫生职业教育步入了"十三五"规划的谋划布局之年,"十三五"规划的发展理念成为了高等卫生职业教育改革发展的新指针。江苏省地处长三角重要战略位置,是我国经济社会发展和改革开放、创新发展最具代表性的区域之一。为了认真贯彻十八届三中、四中、五中全会精神,进一步推进"加快发展现代职业教育"的战略决策,积极落实"创新、协调、绿色、开放、共享"的新时期发展理念,按照教育部《高等职业教育创新发展行动计划(2015-2018年)》文件精神,人民卫生出版社经过前期充分的调研论证,启动了护理、助产专业江苏省高等卫生职业教育规划教材编写工作。

　　在本系列教材的调研、论证、组织、编写中,严格坚持人民卫生出版社规划教材建设的"三基五性三特定"基本原则,以规划教材质量控制体系作为教材编写质量保障的基石,将"创新"与"共享"作为编写工作的基本共识,把增强学生的创新精神和实践能力作为教材编写工作的重点,汇聚全省专家智慧与院校力量,在教材体系设计、内容构建与形式上做了一些尝试,成果有待检验。

　　为了在护理专业教育中落实创新人才培养的理念,本系列教材中设置《护理实践创新与科研》,以期在院校教育阶段就把"大众创业,万众创新"的理念根植于学生心中。同时,突出强化学生实践能力的培养,在设置《多站式护理综合实训》的基础上,护理核心课程教材均配套了相应的实训指导,全方位服务学生实践能力的培养。此外,在编写形式及配套网络增值服务资源体验方式上积极创新,在章节中设置了二维码,对应的重点、难点、考点、习题及PPT、视频等网络增值服务资源,可以通过扫描二维码在移动终端上共享,习题更是可以实现移动终端同步答题、评测与解析,为学生理解、巩固所学知识提供了全新的途径与独特的体验,"以学生为中心"的教材开发与建设理念得到了体现。

　　本系列教材首批组织编写34种,供高等卫生职业教育护理、助产学专业学生使用,将于2016年6月前陆续出版。

江苏省高等卫生职业教育规划教材目录

序号	教材名称	主审	主编	所供专业
1	医用化学	曹晓群	张 威	供护理、助产专业用
2	护理伦理与法律法规	乔学斌	郝军燕	供护理、助产专业用
3	护理美学与礼仪	崔 焱	王晓莉	供护理、助产专业用
4	人际沟通	汤琪春	王英姿	供护理、助产专业用
5	护理心理	徐 成	邱 萌	供护理、助产专业用
6	正常人体结构	方 敏	米 健	供护理、助产专业用
7	正常人体功能	常唐喜	于有江 王 卉	供护理、助产专业用
8	病原生物与免疫学基础	季晓辉	杨朝晔 姜 俊	供护理、助产专业用
9	病理与病理生理学	李跃华	丁凤云	供护理、助产专业用
10	护理药理学	徐 红	叶宝华 秦红兵	供护理、助产专业用
11	护理学导论	崔 焱	吕广梅	供护理、助产专业用
12	基础护理	丁亚萍	陆小兵 朱春梅	供护理、助产专业用
13	基础护理实训指导	丁亚萍	朱春梅 陆小兵	供护理、助产专业用
14	健康评估	许 勤	罗惠媛	供护理、助产专业用
15	健康评估实训指导	林 征	王春桃	供护理、助产专业用
16	内科护理	陈湘玉	陈丽云 陆红梅	供护理、助产专业用
17	内科护理实训指导	陆一春	王小娟 李锦萍	供护理、助产专业用
18	外科护理	熊 彦	刘兴勇 方明明	供护理、助产专业用
19	外科护理实训指导	汤琪春	高 薇 刘兴勇	供护理、助产专业用
20	妇产科护理	孙丽洲	马常兰 许 红	供护理专业用
21	妇产科护理实训指导	张徐宁	高晓阳 马常兰	供护理专业用
22	儿科护理	蔡 盈	王苏平	供护理、助产专业用

序号	教材名称	主审	主编	所供专业
23	儿科护理实训指导	雷　洁	徐利云	供护理、助产专业用
24	眼耳鼻咽喉口腔科护理	—	陈国富　高健铭	供护理、助产专业用
25	急危重症护理	郑瑞强	熊　彦　魏志明	供护理、助产专业用
26	多站式护理综合实训	陈　雁	夏立平　朱唯一	供护理、助产专业用
27	老年护理	刘世晴	许家仁	供护理、助产专业用
28	中医护理	曾庆琪	周少林	供护理、助产专业用
29	护理管理	顾则娟	何曙芝	供护理、助产专业用
30	社区护理	封苏琴	郁　沁	供护理、助产专业用
31	传染病护理	缪文玲	张万秋　严友德	供护理、助产专业用
32	营养与膳食	封苏琴	陈明远	供护理、助产专业用
33	康复护理	王蓓蓓	瞿礼华	供护理、助产专业用
34	护理实践创新与科研	霍孝蓉	吴　玲	供护理、助产专业用

　　为了全面落实《国务院关于加快发展现代职业教育的决定》，创新发展江苏省高等卫生职业教育，更好地服务江苏省经济与社会发展，在卫生行指委的指导下，由人民卫生出版社组织编写了江苏省高等卫生职业教育规划教材。本书为规划教材中《妇产科护理》的配套实训教材。

　　本教材以培养知识、技能、素养并重的高素质专业人才为目标，遵循思想性、科学性、先进性、启发性和适用性相结合的原则，以使用主体未来的工作职责为依据，安排了三章内容。第一章为妇产科常用护理操作技术。学习者的角色为操作者，学习者应熟练掌握每一步操作流程。为了与临床护理工作实际紧密结合，本教材按照护理程序的步骤编制了操作流程，图文并茂，增加了趣味性和直观性。每个实训项目均配有考核标准，有助于"教、学、做、评"合一。第二章为妇产科常用诊疗技术及护理配合。学习者的角色为配合者，学习者应能够熟练地配合医生或助产士完成操作。因此，教材中将诊疗技术流程和护理配合描述清楚，使学习者能够知晓过程，学会配合。第三章为妇产科护理综合实训。学习者是思考者，学习载体是临床案例和由案例引出的情景问题，学习者在任课教师组织下进行分析、思考，运用所学知识和技能，解决实际问题，藉此培养学习者亟需的临床思维和整体观念。

　　本教材编写工作得到了临床一线护理人员的积极参与和悉心指导，在此致以诚挚的谢意！

　　由于编者的能力和水平有限，加之编写时间较紧迫，教材中存在错误和疏漏之处在所难免，敬请读者和同仁批评指正！

高晓阳　马常兰

2015 年 12 月

第一章 妇产科常用护理操作技术

第二章 妇产科常用诊疗技术及护理配合

第三章　妇产科护理综合实训

第 一 章
妇产科常用护理操作技术

产科常用护理操作技术

实训一 测量宫高、腹围

测量宫高、腹围是常用的产前检查技术,通过测量宫高及腹围,估计胎儿宫内发育情况,同时根据妊娠图宫高曲线,可以了解不同孕周胎儿宫内发育是否正常。

【实训目的与要求】

1. 掌握测量宫高、腹围的方法。
2. 能判断妊娠中晚期孕妇的孕周及胎儿发育情况。
3. 能关心体贴孕妇,进行有效沟通。

【实训准备】

1. 物品 检查床,治疗盘,一次性垫单,软皮尺,免洗手消毒液,孕产妇保健手册。
2. 环境 安静,整洁,私密,室温 20~22℃,湿度 55%~65%。

【实训方法】

1. 评估 孕妇评估:核对孕妇,收集相关的孕期资料,包括孕妇年龄、职业、血压、体重、月经史和孕产史、上次产检情况等;观察孕妇发育和营养状况、身高、步态、精神状态、心理状态及合作程度,膀胱是否充盈等。环境评估:是否安静、整洁、温湿度适宜,是否保护孕妇隐私。

2. 计划 操作者着装整洁,修剪指甲,清洁并温暖双手。备齐用物,将皮尺从刻度最大端开始卷好,露出"0"刻度端(图 1-1)。关闭门窗,调节室温,如在病房操作,请无关人员离开,遮挡孕妇。向孕妇说明实施此检查的目的,请孕妇排空膀胱。

3. 实施

(1)观察解释:协助孕妇仰卧于检查床,头部稍高,充分暴露腹部,双腿略屈曲分开,操作者站在孕妇的右侧,观察腹部大小、形状、有无妊娠纹、水肿及手术瘢痕等。对初次接受操作者,详细解释操作过程,使其了解并配合。

(2)测量宫高:孕妇取仰卧位,双腿伸直。操作者位于孕妇右侧,左手将卷好的皮尺全部握入手心,将"0"刻度端露出。右手食指摸清耻骨联合上缘中点,将皮尺"0"刻度端固定于此,左手将皮尺向上拉开,置于子宫底部,用拇指及食指压稳,读数值并记录宫高(图 1-2)。

(3)测量腹围:孕妇取仰卧位,双腿伸直。操作者将皮尺放在孕妇右侧的检查床上,用右手食指与中指夹住皮尺,使"0"刻度端朝向手背并露出少许。请孕妇稍稍用力挺起腹部,操作者右手掌心朝上,带着皮尺部,在孕妇脐水平附近,从孕妇背部从右至左快速穿过。同时,操作者左手越过孕妇腹部上方将皮尺拉出,拉至腹部中心附近。然后快速抽回右手调整皮尺松紧,测量绕脐水平一周的腹围长度,即为腹围(图1-3)。

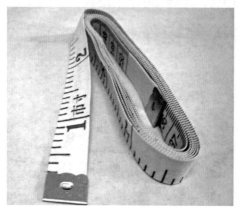

图 1-1　皮尺的准备

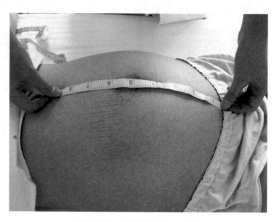

图 1-2　测量子宫底高度

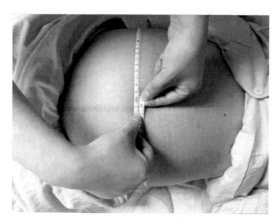

图 1-3　测量腹围

　　(4)检查完毕,协助孕妇整理衣裤、下检查床。

　　(5)整理用物,洗手,记录,做好健康教育,预约下次检查时间。

　　4. 评价　孕妇积极配合。操作者评估准确全面,测量方法正确,体贴爱护孕妇,测量宫高、腹围数值准确无误。检查过程中,注意与孕妇和胎儿交流,告知检查结果,如:"妈妈和宝宝配合的真好"、"腹围是某某厘米"等等。对操作目的、注意事项及相关知识能熟练作答。

【注意事项】

1. 操作中态度和蔼,注意与孕妇交流。

2. 协助孕妇上下床,防止跌倒。

3. 正确使用皮尺,准确读出数值,双手协调。

4. 注意保暖,动作轻柔。

5. 注意保护孕妇隐私,关心体贴孕妇。

【考核标准】

表 1-1　测量宫高、腹围考核标准（100 分）

项目		分值	考评内容及要求	评分等级			得分	存在问题
				A	B	C		
素质要求		5	衣帽整洁、举止端庄、仪表大方、语言恰当、态度和蔼	5	4	3		
评估	孕妇	4	核对孕妇，了解其心理状态及合作程度	1	0	0		
			孕妇发育和营养状况	1	0	0		
			孕期资料	1	0	0		
			膀胱是否充盈	1	0	0		
	环境	2	是否安静、清洁、私密，适宜操作	2	1	0		
准备	操作者	2	修剪指甲，洗净并温暖双手	2	1	0		
	用物	3	备齐用物，皮尺卷好备用	3	2	1		
	环境	2	调节室温，光线适宜，遮挡孕妇	1	0	0		
			仅相关人员在场（口述）	1	0	0		
	孕妇	2	向孕妇说明实施此检查的目的及配合技巧	1	0	0		
			嘱孕妇排尿	1	0	0		
实施	观察解释	5	再次核对，进一步解释	2	1	0		
			协助孕妇取仰卧位，双腿略屈曲分开	2	1	1		
			充分暴露、观察腹部，注意保暖	1	0	0		
	测量宫高	22	操作者站在孕妇右侧	3	0	0		
			孕妇取仰卧位，双腿伸直	3	2	1		
			右手持皮尺"0"刻度端置于耻骨联合上缘中点	6	4	2		
			左手找出宫底处的宫高测量点	6	4	2		
			皮尺松紧适宜，准确读数（单位：cm）	4	3	1		
	测量腹围	23	操作者站在孕妇右侧	3	0	0		
			孕妇仰卧位，双腿伸直	3	1	0		
			将皮尺经脐水平附近绕腹部一周	10	8	5		
			位置正确，测量腹围	5	3	1		
			皮尺松紧适宜，读取正常数值（单位：cm）	2	1	0		
	操作后处理	10	协助孕妇下床、穿鞋	2	1	0		
			做好健康教育	3	2	0		
			整理用物，洗手，填写记录	2	1	0		
			预约下次检查时间	3	2	1		

续表

项目		分值	考评内容及要求	评分等级			得分	存在问题
				A	B	C		
评价	孕妇	3	能知晓操作的目的	1	0	0		
			配合操作	1	0	0		
			无意外发生,体位舒适	1	0	0		
	操作者	7	方法正确、动作轻巧	3	2	1		
			关心孕妇、胎儿,沟通有效	4	3	2		
提问		10	对操作目的、注意事项能熟练作答	5	3	1		
			对相关知识能熟练作答	5	3	1		

注:A级评分等级表示动作熟练、规范、无漏误,与孕妇、胎儿沟通自然;B级表示动作欠熟练、规范,有1~2处漏误,与孕妇、胎儿沟通不自然;C级表示动作不熟练,有3~4处漏误,与孕妇、胎儿无沟通。

（高晓阳）

实训二　产科四步触诊

产科四步触诊是产前检查最常用的方法,于妊娠24周以后开始。通过触诊可以初步判断胎儿的位置和大小、子宫大小以及是否与孕周相符,胎产式、胎先露、胎方位、胎先露是否衔接等。

【实训目的与要求】

1. 掌握产科四步触诊法。
2. 能判断妊娠中晚期孕妇的胎产式、胎先露和胎方位。
3. 能关心体贴孕妇,进行有效沟通。

【实训准备】

1. 物品　检查床,治疗盘,一次性垫单,免洗手消毒液,孕产妇保健手册。
2. 环境　安静,整洁,私密,室温20~22℃,湿度55%~65%。

【实训方法】

1. 评估　孕妇评估:核对孕妇,收集相关的孕期资料,包括孕妇年龄、职业,月经史和孕产史等;观察孕妇发育和营养状况、身高、步态、精神状态、心理状态及合作程度,膀胱是否充盈等。环境评估:是否安静、整洁、温湿度适宜,是否保护孕妇隐私。

2. 计划　操作者着装整洁,修剪指甲,清洁并温暖双手。关闭门窗,调节室温,如在病房操作,需请无关人员离开,遮挡孕妇。向孕妇说明实施此检查的目的,请孕妇排空膀胱。

3. 实施

（1）观察解释:协助孕妇仰卧于检查床,头部稍高,充分暴露腹部,双腿略屈曲分开,呈放松状态,操作者站在孕妇的右侧,观察腹部大小、形状、有无妊娠纹、水肿及手术瘢痕等。

对初次接受操作者,详细解释操作过程,使其了解并配合。

（2）四步触诊

第一步:检查宫底。操作者双手四指并拢,拇指自然分开,两手相对轻轻放于宫底,对胎儿说:"宝宝,现在对你和妈妈进行一下检查,不会弄疼你们的,不要害怕啊。"接着,掌心及指腹紧贴腹壁,在子宫底部左右交替轻推,辨别宫底部的胎儿身体部分,同时了解子宫外形和宫底高度(图1-4)。

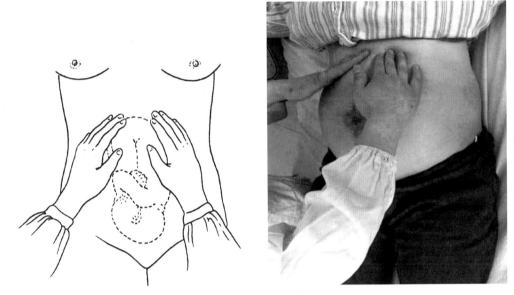

图 1-4　四步触诊第一步

第二步:检查腹部两侧。操作者双手分别置于孕妇腹部左右两侧,一手固定,另一手轻轻向对侧深按压,两手交替,仔细辨别胎儿的背与四肢的位置,同时感受羊水的量(图1-5)。

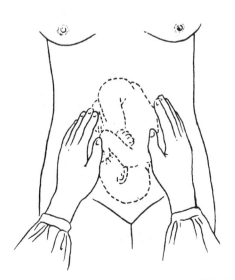
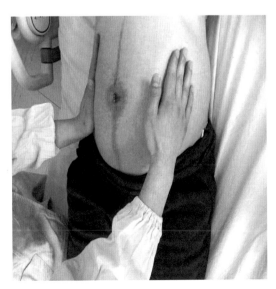

图 1-5　四步触诊第二步

第三步:检查胎先露及入盆情况。操作者右手拇指与其余四指分开,置于耻骨联合上方,轻轻深压,握住先露部,判断先露部是胎头或胎臀。利用腕部力量,轻轻左右推动先露部,以确定先露是否衔接。若先露部不能被推动为衔接,若浮动为未衔接(图1-6)。

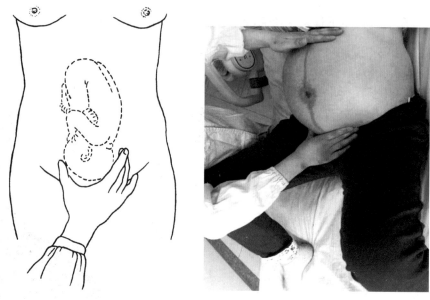

图 1-6　四步触诊第三步

第四步:再次检查胎先露及入盆情况。操作者面向孕妇足部,双手置于耻骨联合上方,除拇指以外的其他四指并拢,指腹紧贴胎先露部的两侧,指尖向下,沿骨盆入口方向向下推动先露,进一步核实先露部的诊断是否正确,并确定先露部的衔接情况。若先露部很容易被推动,说明先露部居骨盆入口平面以上,称"浮";若部分被推动,说明先露部部分入盆,称"半固定";若不能被推动,说明先露部全部入盆,称"固定"(图1-7)。

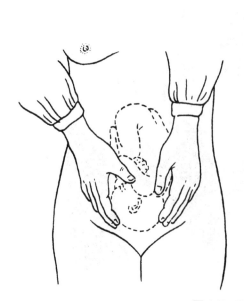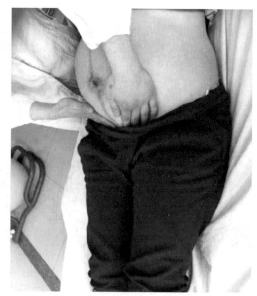

图 1-7　四步触诊第四步

（3）检查后：检查完毕，向胎儿和孕妇致谢："宝宝，现在检查结束了，你很乖，妈妈配合得也很好，谢谢你们哦。"协助孕妇整理衣裤，下检查床，告诉孕妇检查的结果，指导孕期保健，预约下次检查时间。

（4）检查后处置：整理用物，洗手并记录。

4. 评价　孕妇积极配合。操作者评估准确全面。测量方法正确，体贴爱护孕妇，正确判断孕妇的胎产式、胎先露和胎方位。检查过程中，注意与孕妇和胎儿交流，告知检查结果，如："这儿是宝宝的头"、"这是宝宝的小屁屁"等。对操作目的、注意事项及相关知识能熟练作答。

【注意事项】

1. 操作中态度和蔼，注意与孕妇和胎儿交流。
2. 协助孕妇上下床，防止跌倒。
3. 操作之前协助孕妇排空膀胱。
4. 注意保暖，动作轻柔。
5. 注意保护孕妇隐私，关心体贴孕妇。

【考核标准】

表 1-2　产科四步触诊考核标准（100 分）

项目		分值	考评内容及要求	评分等级			得分	存在问题
				A	B	C		
素质要求		5	衣帽整洁、举止端庄、仪表大方、语言恰当、态度和蔼	5	4	3		
评估	孕妇	4	核对孕妇，了解其心理状态及合作程度	1	0	0		
			孕妇发育和营养状况	1	0	0		
			孕期资料	1	0	0		
			膀胱是否充盈	1	0	0		
	环境	2	是否安静、清洁、私密，适宜操作	2	1	0		
准备	操作者	2	修剪指甲，洗净并温暖双手	2	1	0		
	用物	3	备齐用物	3	2	1		
	环境	2	调节室温，光线适宜，遮挡孕妇	1	0	0		
			仅相关人员在场（口述）	1	0	0		
	孕妇	2	向孕妇说明实施此检查的目的及配合技巧	1	0	0		
			嘱孕妇排尿	1	0	0		
实施	观察解释	5	再次核对，进一步解释	2	1	0		
			协助孕妇取仰卧位，双腿略屈曲分开	2	1	1		
			充分暴露、观察腹部，注意保暖	1	0	0		

续表

项目		分值	考评内容及要求	评分等级			得分	存在问题
				A	B	C		
实施	四步触诊	45	操作者站在孕妇右侧	5	0	0		
			摸清宫底高度,能准确分辨宫底处胎儿身体的具体部分	10	8	6		
			双手分别置于腹部左右两侧,一手固定,另一手轻轻向对侧深按压,两手交替	5	3	2		
			分辨胎背及四肢各在母体腹壁的左右侧	10	8	6		
			查清胎先露	5	3	2		
			面向孕妇足侧,准确判断胎先露衔接情况	5	3	2		
			动作规范、轻柔	5	2	1		
	操作后处理	10	协助孕妇下床、穿鞋	2	1	0		
			做好健康教育	3	2	0		
			整理用物,洗手,填写记录	2	1	0		
			预约下次检查时间	3	2	1		
评价	孕妇	3	能知晓操作的目的	1	0	0		
			配合操作	1	0	0		
			无意外发生,体位舒适	1	0	0		
	操作者	7	方法正确、动作轻巧	3	2	1		
			关心孕妇、胎儿,沟通有效	4	3	2		
提问		10	对操作目的、注意事项能熟练作答	5	3	1		
			对相关知识能熟练作答	5	3	1		

注:A 级评分等级表示动作熟练、规范、无漏误,与孕妇、胎儿沟通自然;B 级表示动作欠熟练、规范,有 1~2 处漏误,与孕妇、胎儿沟通不自然;C 级表示动作不熟练,有 3~4 处漏误,与孕妇、胎儿无沟通。

(高晓阳)

实训三　胎心听诊及电子胎儿监护

胎心听诊是指用听诊器或多普勒听诊仪听诊胎儿心音的方法,是了解胎儿宫内情况最常用的手段之一。一般于妊娠 18~20 周孕妇的腹部可以听到胎心音,旨在了解胎心是否正常,了解胎儿在子宫内的情况。胎儿监护是胎心胎动宫缩图的简称,是应用电子胎儿监护仪将胎心率曲线和宫缩压力波形描记下来供临床分析的图形,是正确评估胎儿宫内状况的主要检测手段,可以了解胎动及宫缩时胎心的反应,以推测宫内胎儿有无缺氧。

【实训目的与要求】

1. 掌握胎心听诊技术,能正确听诊胎心。

2. 掌握胎儿监护技术,学会连续观察和记录胎心率的动态变化。

3. 学会判断胎心与胎动、胎心与宫缩之间的关系,能评估胎儿宫内安危情况。

4. 能关心体贴孕妇,进行有效沟通。

【实训准备】

1. 物品　有秒针的手表,孕产妇保健手册或待产记录单或产时记录单,手消毒液,卫生纸,检查床。

2. 器械　孕妇模型,多普勒胎心听诊仪,电子胎儿监护仪。

3. 环境　安静,整洁,私密,室温 20~22℃,湿度 55%~65%。

【实训方法】

1. 评估　孕妇评估:核对孕妇,告知实施此操作的目的;评估其妊娠周数、胎方位、胎动情况、妊娠经过、身心状态及合作程度。环境评估:是否安静、温湿度适宜,孕妇腹部是否可以遮挡。

2. 计划　操作者着装整洁,清洁并温暖双手;备齐用物;调节室温至 20~22℃,湿度 55%~65%;如在病房操作,请其他人员离开,适当遮挡孕妇;指导其配合体位及注意事项,取得合作。

3. 实施

(1)核对解释:携用物至床旁,再次核对孕妇信息,操作者站在孕妇右侧,向孕妇进一步解释操作目的及配合方法。

(2)安置体位:协助孕妇仰卧位于床上,头部稍抬高,暴露腹部,双腿屈曲分开,放松腹肌;行四步触诊,触清胎方位,判断胎背的位置。

(3)打开多普勒胎心听诊仪或电子胎儿监护仪电源,将多普勒胎心听诊仪或电子胎儿监护仪的胎心探头涂耦合剂,置于孕妇腹壁胎心听诊最清楚的部位(图 1-8,图 1-9),注意胎心的节律和频率,需与子宫杂音、腹主动脉音及脐带杂音相鉴别。常用胎心听诊部位如下:

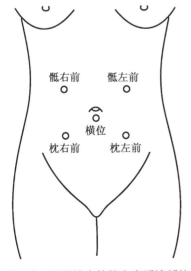

图 1-8　不同胎方位胎心音听诊部位

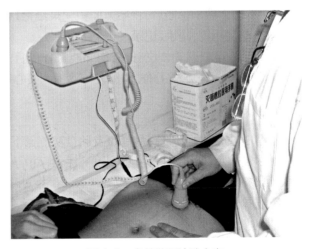

图 1-9　多普勒听诊胎心音

1）枕先露位于脐部下方左侧或右侧。

2）臀先露位于脐部上方左侧或右侧。

3）横位时靠近脐部下方。

（4）听到胎心搏动声,同时看表,计时1分钟,正常胎心110~160次/分。将胎心情况告之孕妇,如发现胎心异常应立即汇报医生。

（5）如需要电子胎儿监护者则用胎监带固定胎心探头,若孕妇有宫缩,需要同时监测宫缩者则将宫缩压力探头放在宫底最高处即宫底下两横指处,宫缩探头不能涂耦合剂,用胎监带固定宫缩探头,再将胎动按钮交给孕妇,嘱其感觉到胎动时就按一下按钮（图1-10,图1-11）。

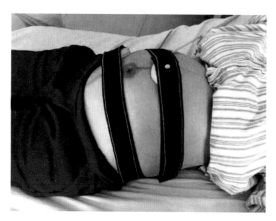

图1-10 放置探头

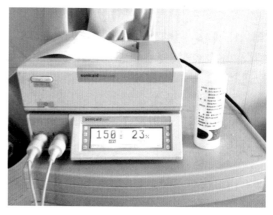

图1-11 监护中

（6）将电子胎儿监护仪宫缩压力置零,打开走纸开关,连续监护20分钟,观察胎心、胎动及宫缩情况。

（7）监护完毕,关闭走纸开关,关闭电子胎儿监护仪电源,取下探头。

（8）用卫生纸将孕妇腹部和胎心探头上的超声耦合剂擦净,协助孕妇整理好衣服,左侧卧位5~10分钟后取舒适体位。

（9）待医生做出诊断后,将胎儿监护记录纸粘贴于病历报告单上保存,做好健康教育。

（10）整理用物,洗手,记录。

4. 评价 孕妇感觉体位舒适,能知晓操作的目的和结果,积极配合。操作者评估准确,用物准备齐全,操作方法正确,动作轻巧熟练。关心孕妇,沟通有效。

【注意事项】

1. 孕34周起,尤其是高危妊娠及胎盘功能低下者可作为常规产前监测。

2. 尽量避免仰卧位,避免空腹监护,注意保护孕妇的隐私。

3. 监护结束后将结果告知孕妇。

4. 监护过程中观察胎心基线,倾听孕妇主诉。操作过程中注意观察孕妇有无异常情况,并及时处理。

【考核标准】

表 1-3　胎心听诊及电子胎儿监护考核标准（100 分）

项目		分值	考评内容及要求	评分等级			得分	存在问题
				A	B	C		
素质要求		5	衣帽整洁、举止大方、语言恰当、态度和蔼	5	4	3		
评估	孕妇	6	核对孕妇,告知目的	1	0	0		
			孕期资料,妊娠经过,是否高危妊娠	2	1	0		
			胎方位、胎动情况等	2	1	0		
			心理状态、合作程度	1	0	0		
	环境	2	是否安静、温湿度适宜,环境是否适宜操作	2	1	0		
准备	操作者	1	操作者着装整洁,洗手并温暖双手	1	0	0		
	用物	2	备齐用物,性能良好	2	1	0		
	环境	2	调节室温,请其他人员离开,适当遮挡孕妇腹部	2	1	0		
	孕妇	2	指导操作体位和配合方法,排尿	2	1	0		
实施	核对解释	5	携用物至床旁,再次核对,做好解释	2	1	0		
			协助孕妇取舒适体位,头部稍高,充分暴露腹部,呈放松状态,注意保暖	3	2	1		
	听诊与监护	45	观察腹部大小、形状、行四步触诊了解胎儿背部位置、宫底高度与孕周是否相符	10	8	6		
			确定胎心听诊最清楚的部位,计时 1 分钟,结果告知孕妇	10	8	6		
			打开监护仪开关,放置胎心或宫缩探头位置准确、方法正确,告知孕妇胎动按钮使用方法	10	8	6		
			打开走纸开关,观察显示情况。监护过程中观察孕妇有无不适主诉	10	8	6		
			监护完毕,关闭监护仪开关,取下探头	5	4	3		
	操作后处理	10	将孕妇腹部和胎心探头上的超声耦合剂擦净,协助孕妇整理好衣服,取舒适体位	4	3	1		
			分析报告并将胎心监护记录纸粘贴于病历报告单上保存,健康教育	4	3	1		
			整理用物,洗手,记录	2	1	0		
评价	孕妇	3	知晓胎心听诊及监护的目的和结果	1	0	0		
			配合操作	1	0	0		
			感觉体位舒适	1	0	0		

续表

项目		分值	考评内容及要求	评分等级			得分	存在问题
				A	B	C		
评价	操作者	7	胎心听诊及监测方法正确	5	3	1		
			关心孕妇,态度和蔼,沟通有效	2	1	0		
	提问	10	对操作目的、注意事项能熟练作答	5	3	1		
			对相关知识能熟练作答	5	3	1		

注:A 级评分等级表示操作熟练、规范、无漏误,与孕妇沟通自然;B 级表示操作欠熟练、规范,有 1~2 处漏误,与孕妇沟通不自然;C 级表示操作不熟练,有 3~4 处漏误,与孕妇无沟通。

（周　玥）

实训四　骨盆外测量

　　骨盆是产道的最重要组成部分,分娩能否顺利进行,是否会发生难产,同骨盆的形态和大小密切相关。通过骨盆测量可以了解骨盆的大小和形态,初步判断胎儿能否经阴道分娩。

【实训目的与要求】

1. 掌握骨盆外测量的方法。
2. 能够判断骨盆的大小、形态。
3. 能关心体贴孕妇,进行有效沟通。

【实训准备】

1. 物品　屏风,手消毒液,一次性垫巾,孕妇保健手册,笔,检查床。
2. 器械　孕妇及骨盆模型,骨盆测量器(图 1-12)。

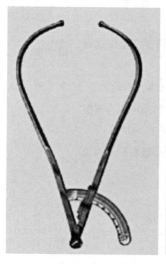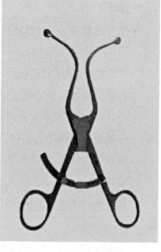

图 1-12　骨盆测量器

3. 环境　安静,整洁,私密,室温 20~22℃,湿度 55%~65%。

【实训方法】

1. 评估　孕妇评估:核对孕妇,向孕妇解释操作的目的,评估其年龄、身高、步态、营养状况等,膀胱是否充盈,初步判断骨盆大小和形态。环境评估:是否安静、整洁、温湿度适宜,是否适宜操作。

2. 计划　操作者着装整洁,修剪指甲,清洁并温暖双手。备齐用物并放置合理,校对骨盆测量器刻度是否清晰和归零。关闭门窗,调节室温,如在病房操作,需请无关人员离开,遮挡孕妇。指导孕妇取正确体位及配合要点,取得合作,协助孕妇排空膀胱。

3. 实施

（1）核对解释:携用物至检查床旁,再次核对孕妇信息,向孕妇进一步解释骨盆外测量的目的、方法和配合要点,取得孕妇的理解和配合。

（2）安置体位:操作者站于孕妇右侧,协助孕妇取仰卧位,臀下放置一次性垫巾。

（3）骨盆外测量步骤

1）测量髂棘间径:操作者两手拇指及中指持测量器两末端,伸出两食指触摸髂前上棘(沿两侧腹股沟向外上触摸到的第一个突起),将测量器末端置于两髂前上棘外侧缘,读取测量器上数值,即为髂棘间径,髂棘间径正常值为 23~26cm,可反映骨盆入口横径的大小(图 1-13)。

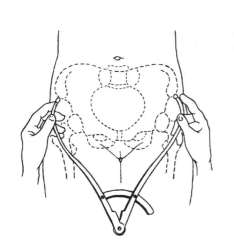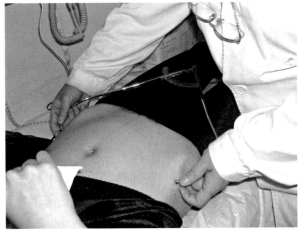

图 1-13　测量髂棘间径

2）测量髂嵴间径:孕妇仍取仰卧位,操作者双手持测量器,将末端沿两髂嵴外侧前后滑动,测量两髂嵴外缘最宽距离即为髂嵴间径,髂嵴间径正常值为 25~28cm,可反映骨盆入口横径的大小(图 1-14)。

3）测量骶耻外径:协助孕妇取左侧卧位,左腿屈曲,右腿伸直。操作者以右手食指为指引,将测量器一侧末端放于耻骨联合上缘中点,测量器另一侧末端放于第 5 腰椎棘突下,读取测量器上数值,即为骶耻外径,骶耻外径正常值为 18~20cm,可间接推测骨盆入口前后径的大小(图 1-15)。

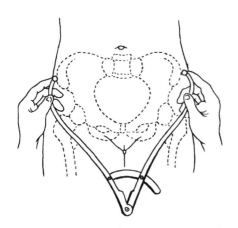
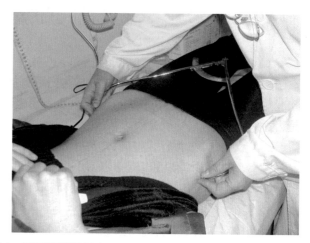

图 1-14　测量髂嵴间径

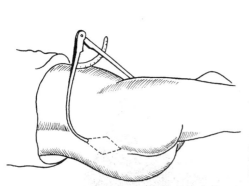
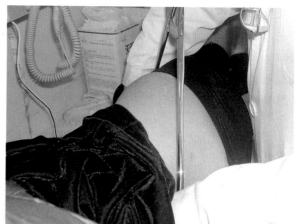

图 1-15　测量骶耻外径

确定"第 5 腰椎棘突下"体表标志的方法:①米氏菱形窝的上角。②用左手掌尺侧由髂嵴最高处向脊柱画垂直线,与脊柱交叉点向下约 1.5cm 处。③米氏菱形窝两侧角连线上 2cm 处。

4)测量耻骨弓角度:协助孕妇取仰卧位,双腿屈曲,双手抱膝略外展,暴露外阴。操作者掌心向外,伸出大拇指,两手拇指指尖斜对拢,放置在耻骨联合下缘,左右两拇指平放在耻骨降支上,两拇指间的角度即为耻骨弓角度,正常值为 90°,小于 80° 为异常。此角度反映骨盆出口横径的宽度。

5)测量坐骨结节间径:操作者继续将拇指沿耻骨降支向下滑动,扪清坐骨结节中点,测量其内侧缘距离,即为坐骨结节间径,正常值为 8.5~9.5cm(图 1-16)。此径线直接测量骨盆出口横径长度。

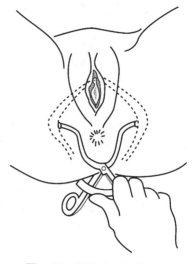

图 1-16　测量坐骨结节间径

（4）操作后处理：检查完毕，协助孕妇下检查床，告诉孕妇测量结果。指导孕期保健，预约下次检查时间。整理用物，洗手并记录。

4. 评价　孕妇知晓操作目的，能够配合检查，感觉舒适。操作者操作正确、规范，测量方法正确，读数准确，对于操作相关知识能够熟练回答，体贴关爱孕妇。

【注意事项】

（1）检查前协助孕妇排空膀胱。
（2）保护孕妇的隐私，注意孕妇保暖。
（3）正确校正测量器，各径线定位准确，并能正确读出测量数值。
（4）关心体贴孕妇，做好孕期健康宣教。

【考核标准】

表 1-4　骨盆外测量考核标准（100 分）

项目		分值	考评内容及要求	评分等级			得分	存在问题
				A	B	C		
素质要求		5	衣帽整洁、举止端庄、仪表大方、语言恰当、态度和蔼	5	4	3		
评估	孕妇	4	年龄、身高、步态、营养状况等	4	2	1		
	环境	3	是否安静、整洁、温湿度适宜，是否适宜操作	3	2	1		
准备	操作者	3	着装整洁，剪指甲，洗手	3	2	1		
	用物	3	备齐用物，放置合理，校对骨盆测量器	3	2	1		
	孕妇	2	理解操作目的，排空膀胱	2	1	0		
实施	核对解释	2	核对并向孕妇解释操作目的、方法	2	1	0		
	安置体位	3	操作者站在孕妇右侧，拉上屏风	1	0	0		
			孕妇取仰卧位，臀下放一次性垫巾	1	0	0		
			天气寒冷时注意孕妇保暖	1	0	0		
	测量髂棘间径	10	孕妇取仰卧位	2	0	0		
			体表标志正确，准确读数	5	3	0		
			口述正常值（23~26cm）	3	0	0		
	测量髂嵴间径	10	孕妇取仰卧位	2	0	0		
			体表标志正确准确读数	5	3	0		
			口述正常值（25~28cm）	3	0	0		

续表

项目		分值	考评内容及要求	评分等级 A	评分等级 B	评分等级 C	得分	存在问题
实施	测量骶耻外径	10	孕妇左侧卧位、左腿屈曲、右腿伸直	2	1	0		
			体表标志准确,准确读数	5	3	0		
			口述正常值(18~20cm)	3	0	0		
	测量耻骨弓角度	10	孕妇双腿屈曲,双手抱膝	2	1	0		
			体表标志准确,准确读数	5	3	0		
			口述正常值(90°)	3	0	0		
	测量坐骨结节间径	10	孕妇双腿屈曲,双手抱膝	2	1	0		
			体表标志正确,准确读数	5	3	0		
			口述正常值(8.5~9.5cm)	3	0	0		
	操作后处理	5	协助孕妇下检查床,告知其测量结果	2	1	0		
			指导孕期保健	1	0	0		
			整理用物,洗手并记录	2	1	0		
评价	孕妇	3	知晓此操作目的,配合检查,感觉舒适	3	2	1		
	操作者	7	操作正确、规范	2	1	0		
			测量方法和数值正确	3	2	1		
			关心产妇,沟通有效	2	1	0		
提问		10	对操作目的、方法及注意事项熟练回答	5	3	1		
			对相关知识能熟练回答	5	3	1		

注:A 级评分等级表示操作熟练、规范、无漏误,与孕妇沟通自然;B 级表示操作欠熟练、规范,有 1~2 处漏误,与孕妇沟通不自然;C 级表示操作不熟练,有 3~4 处漏误,与孕妇无沟通。

（周　玥）

实训五　产时外阴冲洗与消毒

　　产时外阴冲洗与消毒是分娩前最常用的外阴皮肤消毒操作。彻底有效的外阴冲洗与消毒,对预防产褥感染以及促进会阴切口良好愈合起重要作用。

【实训目的与要求】

　　1. 学会产时外阴冲洗与消毒的方法。

2. 能正确实施分娩前外阴准备,预防产时污染和产后会阴伤口感染。

3. 能关心体贴产妇,进行有效沟通。

【实训准备】

1. 物品　无菌干纱布缸,20% 肥皂液纱布或棉球罐,0.5% 碘伏大棉球罐,冲洗壶(内置 1000ml 温开水),一次性垫巾,无菌治疗巾,免洗手消毒液,病历,便盆等。

2. 器械　产床,治疗车或冲洗车,分娩模型,消毒用器械包(内装弯盘 2 个、卵圆钳 4 把),无菌持物筒(内置无菌持物钳)。

3. 环境　安静,整洁,私密,室温 24~26℃,湿度 55%~65%。

【实训方法】

1. 评估　产妇评估:核对产妇,告知实施此操作的目的,评估其身心状态及合作程度,会阴部条件及清洁度,宫口开全与否,胎心是否正常,是否已经破膜,羊水量及性状。环境评估:是否安静、清洁、温湿度适宜,是否保护产妇隐私,是否适宜操作。

2. 计划　操作者着装整洁,洗手、戴口罩。备齐用物,检查性能,合理放置。温开水水温适宜(39~41℃),调节室温至 24~26℃。讲解操作过程,指导配合操作的方法,嘱产妇排空膀胱(必要时导尿),取得合作。

3. 实施

(1) 核对解释:用物携至产床旁,操作者再次核对产妇信息,向产妇进一步解释操作目的、方法和配合要点。

(2) 安置体位:协助产妇取截石位,操作者站在产妇两腿之间,充分暴露会阴部,臀下铺一次性垫巾,垫便盆,注意保暖,用无菌干纱布覆盖阴道口。

(3) 肥皂水纱布或棉球擦洗:用无菌持物钳取肥皂水纱布或棉球擦洗。顺序为:对侧大小阴唇→近侧大小阴唇→阴阜→对侧大腿根部→对侧大腿内上 1/3 →近侧大腿根部→近侧大腿内上 1/3 →会阴体→肛门(图 1-17)。

(4) 温开水冲洗:先中间,后两边,再中间,注意预先调试水温在 39~41℃间,操作中要询问产妇感觉。

(5) 擦干:用无菌持物钳取干纱布或棉球擦干,擦干顺序同擦洗顺序。取下覆盖于阴道口的纱布。

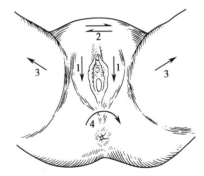

图 1-17　肥皂水纱布擦洗外阴顺序

(6) 碘伏棉球消毒:用 0.5% 碘伏棉球擦拭,顺序为:阴裂→对侧小、大阴唇→近侧小、大阴唇→阴阜→对侧大腿根部→对侧大腿内上 1/3 →近侧大腿根部→近侧大腿内上 1/3 →会阴体→肛门。同法消毒 3 遍。消毒范围不超出肥皂水纱布擦洗范围。

(7) 撤便盆:撤去便盆,更换一次性垫单,指导产妇正确屏气用力。准备铺巾接产。

(8) 整理用物:用物按消毒技术规范要求分类处理,洗手。

4. 评价　产妇感觉冲洗水温舒适,能了解外阴冲洗与消毒的目的,积极配合。操作者评估准确,用物准备齐全,冲洗时机适宜,顺序、范围正确。外阴部冲洗干净,操作方法正确,动作轻巧熟练、节力。无菌观念强,关心产妇,沟通有效。

【注意事项】

1. 注意保护产妇的隐私。
2. 冲洗水温在 39~41℃。
3. 注意保暖。
4. 擦洗部位呈叠瓦状,不留间隙,消毒范围不能超出擦洗范围。
5. 操作过程中注意观察羊水性状及胎心的变化。
6. 操作过程中注意观察宫缩,指导待产妇正确使用腹压。

【考核标准】

表 1-5　产时外阴冲洗与消毒考核标准(100 分)

项目		分值	考评内容及要求	评分等级			得分	存在问题
				A	B	C		
素质要求		5	衣帽整洁、举止大方、语言恰当、态度和蔼	5	4	3		
评估	产妇	4	核对产妇,告知此操作的目的,了解其心理状态及合作程度	2	1	0		
			观察胎心、羊水性状、胎先露下降情况	2	1	0		
	环境	1	是否安静、清洁、私密,适宜操作	1	0	0		
准备	操作者	2	洗手,戴口罩	2	1	0		
	用物	3	用物齐全、性能良好、放置合理	1	0	0		
			肥皂水浓度、碘伏浓度正确	1	0	0		
			水温适宜,39~41℃	1	0	0		
	环境	3	调节室温、光线适宜	1	0	0		
			按需要设屏风或隔帘遮挡产妇	1	0	0		
			仅相关人员在场(口述)	1	0	0		
	产妇	2	讲解操作过程,指导配合操作的方法	1	0	0		
			嘱产妇排空膀胱(必要时导尿)	1	0	0		
实施	核对解释	4	携用物至产床旁,再次核对,做好解释	2	1	0		
			协助其取截石位,暴露会阴部,注意保暖、舒适(口述)	2	1	0		
	外阴冲洗与消毒	48	臀下铺垫巾、便盆	3	2	1		
			无菌干纱布覆盖阴道口	8	6	4		
			肥皂水纱布擦洗顺序、方法正确	10	8	6		
			温开水冲洗:先中间,后两边,再中间	8	6	4		

续表

项目		分值	考评内容及要求	评分等级			得分	存在问题
				A	B	C		
实施	外阴冲洗与消毒	48	水温适宜	3	2	1		
			纱布或棉球擦干,取下覆盖于阴道口的纱布	8	6	4		
			碘伏棉球消毒,顺序正确,消毒范围不超出肥皂水纱布擦洗范围。同法消毒3遍。	8	6	4		
	消毒后处理	8	撤去便盆	2	1	0		
			更换一次性垫巾,臀下垫无菌治疗巾	2	1	0		
			准备铺巾接产(口述)	2	0	0		
			整理用物、洗手	2	1	0		
评价	产妇	3	能知晓外阴冲洗与消毒的目的	1	0	0		
			配合操作	1	0	0		
			感觉冲洗水温舒适	1	0	0		
	操作者	7	会阴部冲洗干净并消毒,用物处理恰当	4	2	1		
			关心产妇,沟通有效	3	2	0		
提问		10	对操作目的、注意事项能熟练作答	5	3	1		
			对相关知识能熟练作答	5	3	1		

注:A级评分等级表示动作熟练、规范、无漏误,与产妇沟通自然;B级表示动作欠熟练、规范,有1~2处漏误,与产妇沟通不自然;C级表示动作不熟练,有3~4处漏误,与产妇无沟通。

(丁晓霜)

实训六　接产前铺巾

阴道分娩时,为有效预防产时污染和产后感染,需在接产前铺设无菌台面,铺巾所用的物品均为无菌物品。

【实训目的与要求】

1. 学会阴道分娩接产前铺设无菌台面的方法。
2. 树立无菌操作观念,预防产时污染和产后感染。
3. 能关心体贴产妇,进行有效沟通。

【实训准备】

1. 物品　治疗车,产包(从上至下依次为:手术衣、臀巾、脚套、治疗巾3块),无菌手套2

副,病历。

2. 器械 无菌持物筒(内盛无菌持物钳),器械包(侧切剪 1 把、持针器 1 把、弯盘或者胎盘碗一个、有齿镊 1 个、棉签 2 根、有尾纱布 1 块、小纱布若干、治疗碗 1 只、聚血器 1 个、血管钳 3 把、卵圆钳、脐带剪、洗耳球),产床。

3. 环境 安静,整洁,私密,室温 24~26℃,湿度 55%~65%。

【实训方法】

1. 评估 产妇评估:核对产妇,告知实施此操作的目的,评估其身心状态及合作程度,产力、产道及胎儿情况,宫缩强度、产程进展及接产时机。环境评估:是否安静、整洁、温湿度适宜,是否保护产妇隐私,是否适宜操作。

2. 计划 操作者着装整洁,洗手、戴口罩。备齐用物,检查性能,合理放置。调节室温至 24~26℃。向产妇讲解操作过程,指导配合操作的方法,取得合作。

3. 实施

(1)核对解释:用物携至床旁,操作者站在产妇右侧或中间,再次核对,确认外阴消毒完毕,评价产妇对操作过程及配合方法的掌握情况。

(2)安置体位:询问产妇卧位的舒适度,需要时给予调整,双手置于身体两侧(图 1-18),注意保暖,需要时双腿套腿套。

(3)再次检查物品消毒时间,摆放有序。

(4)打开产包外包巾:按无菌操作原则,用手依次打开外包巾外角、左角、右角及内角。

(5)打开产包内包巾:按无菌操作原则,用持物钳打开内包巾。

(6)外科洗手消毒。

(7)穿无菌手术衣。

(8)戴无菌手套。

(9)铺臀巾:臀巾折叠 1/3,双手置于折叠处之内,嘱产妇臀部略抬高,顺势将折叠部分的臀巾插入臀下,其余臀巾覆盖于产床(图 1-19)。

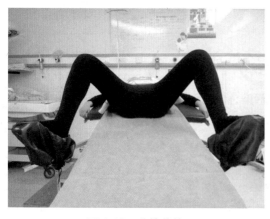
图 1-18 分娩体位

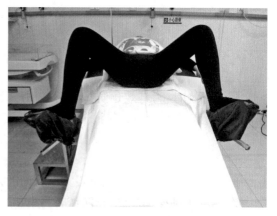
图 1-19 铺产底单

(10)穿两侧脚套:先穿近侧(图 1-20),后穿对侧(图 1-21)。

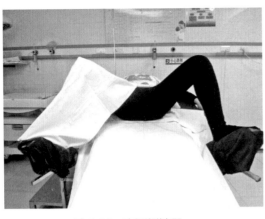

图 1-20　穿近侧裤腿

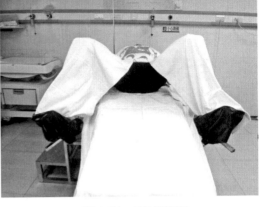

图 1-21　穿对侧裤腿

（11）铺腹部巾或洞巾：铺腹部巾时将治疗巾纵向对折，置于耻骨联合及下腹部（图 1-22）。铺洞巾时洞口对准外阴部，自上而下展开洞巾。

（12）置保护会阴巾：将保护会阴巾折叠处向上覆盖肛门（图 1-23）。

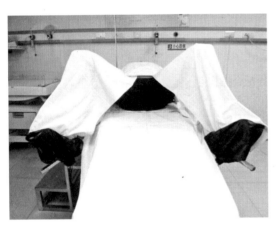

图 1-22　铺腹部巾

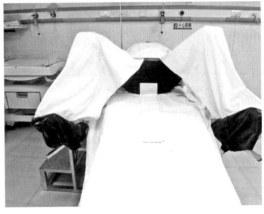

图 1-23　置保护会阴巾

（13）打开器械包，合理摆放用物（口述）。

4. 评价　操作者动作娴熟，无菌观念强。对操作目的、注意事项及相关知识能熟练作答。体贴爱护产妇，产妇积极配合。

【注意事项】

1. 铺巾过程中应严格遵守无菌操作原则，避免污染，疑有污染及时更换。尤其防止产妇粪便污染。

2. 铺巾时，操作者手部不可触及有菌区。

3. 铺巾中及铺巾完成后，告知产妇手不可触碰无菌区域。

4. 操作时注意与产妇交流，观察胎儿先露拨露情况、宫缩及胎心的变化，指导正确产妇使用腹压。

【考核标准】

表 1-6 接产前铺巾考核标准（100分）

项目		分值	考评内容及要求	评分等级			得分	存在问题
				A	B	C		
素质要求		5	衣帽整洁、举止大方、语言恰当、态度和蔼	5	4	3		
评估	产妇	4	核对产妇,告知此操作的目的,了解其心理状态及合作程度	2	1	0		
			观察胎心、羊水性状、胎先露下降情况	2	1	0		
	环境	2	是否安静、整洁、私密,适宜操作	2	1	0		
准备	操作者	2	洗手,戴口罩	2	1	0		
	用物	2	用物齐全、性能良好	2	1	0		
	环境	2	调节室温、光线适宜	1	0	0		
			仅相关人员在场（口述）	1	0	0		
	产妇	3	向产妇讲解操作过程,指导配合操作的方法	2	1	0		
			注意保暖	1	0	0		
实施	核对解释	10	携用物至床旁,再次核对,做好解释	3	2	1		
			确认外阴消毒完毕	2	0	0		
			询问产妇卧位的舒适度	2	1	0		
			检查物品消毒时间,摆放有序	3	2	1		
	铺巾	50	打开产包外包巾	4	3	2		
			打开产包内包巾	4	3	2		
			外科洗手消毒（口述）	2	1	0		
			穿无菌手术衣	5	3	1		
			戴无菌手套	10	6	4		
			铺臀巾	5	3	1		
			穿两侧脚套	10	8	6		
			铺腹部巾或洞巾	5	3	1		
			置保护会阴巾	5	3	1		

续表

项目		分值	考评内容及要求	评分等级			得分	存在问题
				A	B	C		
评价	·产妇	2	配合操作	1	0	0		
			感觉舒适	1	0	0		
	操作者	8	动作娴熟	2	1	0		
			无菌观念强	4	3	2		
			操作中能与产妇交流,关注产程进展	2	1	0		
提问		10	对操作目的、注意事项能熟练作答	5	3	1		
			对相关知识能熟练作答	5	3	1		

注:A级评分等级表示动作熟练、规范、无漏误,与产妇沟通自然;B级表示动作欠熟练、规范,有1~2处漏误,与产妇沟通不自然;C级表示动作不熟练,有3~4处漏误,与产妇无沟通。

（丁晓霜）

实训七　新生儿复苏

新生儿在出生后需要立即做出生理调节来适应外界环境,90%以上的新生儿能顺利地完成此过程,少数新生儿需要在提供帮助的条件下才能顺利的过渡,新生儿复苏的目的就是帮助这些有需要的新生儿。

【实训目的与要求】

1. 掌握新生儿复苏流程。
2. 能配合实施新生儿复苏。
3. 团队合作意识强。

【实训准备】

1. 物品　新生儿复苏气囊,新生儿吸痰管,各种型号的气管插管,肾上腺素、生理盐水,小毛巾,小垫肩,塑料薄膜,复苏记录单等。
2. 器械　新生儿辐射台,婴儿低压吸引器,氧气装置一套(连接好湿化瓶),新生儿喉镜,听诊器。
3. 环境　宽敞、明亮、整洁,室温26~28℃,湿度55%~65%。

【实训方法】

1. 评估　产妇评估:核对产妇,评估其孕周、是否多胎、有无高危因素,羊水有无污染等。胎儿评估:胎儿宫内缺氧时间、监护情况。环境评估:是否安静、清洁、辐射台是否已预热;其他评估:相关人员（2名以上新生儿复苏人员）是否到位、器械及用物是否齐全处于备用状态。

2. 计划 操作者着装整洁,洗净并温暖双手;备齐用物,检查性能,辐射台、小毛巾预热,调节室温,新生儿复苏人员到位;与产妇及家属解释沟通,讲解配合分娩的方法,以取得积极配合。

3. 实施

(1)核对解释:核对产妇,适当交流。

(2)出生快速评估

新生儿出生时置于预热好的辐射台保暖,复苏人员快速评估以下问题:

1)足月了吗?

2)羊水清吗?

3)有呼吸或哭声吗?

4)肌张力好吗?

快速评估的答案为"是",则让新生儿与母亲一起,常规护理。若答案为"否",则应迅速进行初步复苏。

(3)初步复苏

1)保持体温:早产儿,尤其是极低出生体重儿,极易发生低体温,可放新生儿于辐射源下,同时用透明的薄塑料布覆盖,防止散热(图1-24)。

2)摆正体位:将新生儿颈部轻度仰伸呈"鼻吸气状",使呼吸道通畅。将小垫肩置于新生儿肩下,使其肩部抬高2~3cm,形成最佳复苏体位。

3)清理呼吸道(必要时):黏液多的新生儿,则应把头部转向一侧,使黏液集聚在口腔一侧,并尽快吸出,避免回流至咽后部被吸入气道。

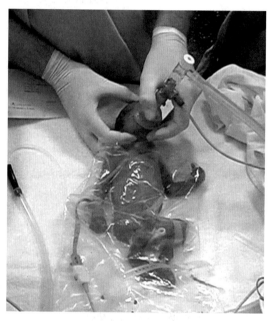

图1-24 早产儿保温

4)擦干全身:用小毛巾迅速擦干新生儿身上的羊水、血迹,并将湿巾撤去。

5)给予刺激:操作者用一只手摩擦新生儿背部;或者轻弹或轻拍足底。若新生儿大声啼哭,说明呼吸道已通畅。

6)重新摆正体位:新生儿仰卧位,头部呈鼻吸位。

新生儿复苏初步处理应在30秒内完成。

(4)人工通气 新生儿经初步处理后,如仍没有呼吸或仅有喘息样呼吸时需进行人工呼吸,同时给予氧气吸入。

1)口对口鼻人工呼吸:将纱布置于新生儿口鼻上,一手拖起新生儿颈部,另一手轻压腹部防止气体进入胃内,然后对准新生儿口鼻部轻轻吹气,吹气时看到胸部微微隆起时将口移开,此时放于腹部的手轻压腹部,协助排气,如此一吹一压,每分钟30次,直至呼吸恢复为止。

2)气囊正压人工呼吸:同时实施氧饱和度监测。复苏者右手持复苏器,面罩放置时按下颏、口、鼻的顺序,放置正确后,即可按压气囊加压给氧(图1-25)。气囊正压通气的速率为

40~60 次 /min（与胸外按压配合时速率为 30 次 /min）。实施气囊正压通气时可大声计数"一（挤压）……二……三（放松）"，同时观察新生儿胸廓有无起伏（图 1-26）。

若挤压气囊，胸廓起伏不明显，应检查原因，并予以矫正。常见的原因有：

①密闭不良：可重新放置面罩，将下颏向前移。

②气道阻塞：可重新摆正头部位置；检查口咽部分泌物，若有则给予吸引；通气时使新生儿口稍张开。

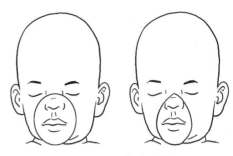

图 1-25 放置面罩

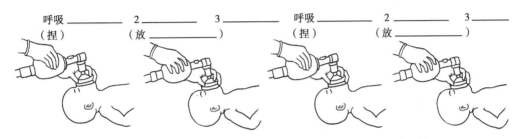

图 1-26 正压通气操作，大声计数以保持呼吸频率 40~60 次 / 分

③压力不足：需增加压力直至有可观察到的胸廓运动；可考虑气管插管。

气囊面罩正压通气 30 秒后，须对新生儿状况进行评价，内容有心率、呼吸、皮肤颜色，其中心率为重点评估内容。

（5）胸外心脏按压 若心率仍 <60 次 /min，则在实施正压通气（鼓励胸外按压前气管内插管）的同时行胸外心脏按压（图 1-27）。按压深度为患儿前后胸直径的 1/3（图 1-28），按压与正压通气的比例是 3：1，即每按压 3 次，正压通气 1 次（此时应暂停按压，避免按压和通气同时进行，影响相互的效果）。4 个动作为 1 个周期，耗时 2 秒钟，故 1 分钟要 30 个周期，共有 120 个动作，其中 90 次胸外心脏按压，30 次正压通气。

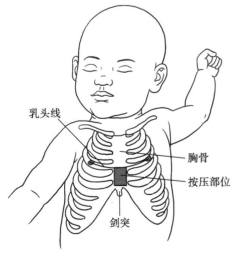

图 1-27 胸外按压的位置

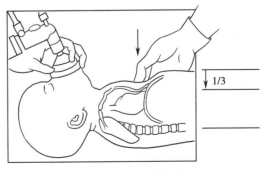

图 1-28 胸外按压的深度

　　按压手法有两种(图 1-29):

　　1)拇指法:复苏者位于新生儿一侧(不干扰另一位复苏者实施正压通气),用双手环抱患儿胸部,两拇指置于两乳头连线下缘胸骨部位(胸骨中下 1/3 交界处),其余手指并拢置于背部,两拇指与其余 4 指同时相对按压。

　　2)双指法:复苏者用一手的食指和中指或中指和无名指,手指并拢,指端垂直向下按压胸骨中下 1/3 处,另一手放于患儿背部做支撑。此法的优点是若需同时脐静脉给药时,可给其他的复苏者提供更大的空间。

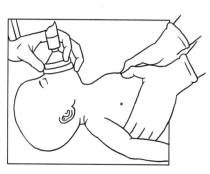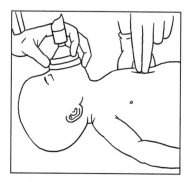

图 1-29　胸外按压的两种方法

　　经过 30 秒有效的正压气囊通气和胸外心脏按压后,再次评价新生儿心率,若心率仍低于 60 次 /min,则开始给予肾上腺素。

　　(6)药物治疗:给予肾上腺素。

　　1)给药途径:建立脐静脉通路。将导管插入脐静脉 2~4cm(进入腹部内,早产儿略短),用注射器回抽见血即可。

　　2)给予剂量:新生儿给药剂量为 1∶10 000 肾上腺素溶液 0.1~0.3ml/kg(相当于 0.01~0.03mg/kg)。

　　若患儿出现低血容量,则给予生理盐水 10ml/kg,给予时间需大于 10 分钟。

　　(7)监护与转运:复苏后需监测体温、呼吸、心率、血压、尿量、肤色、血气、血糖和血电解质等。如需转运,填写标识带与产妇核对后系于新生儿一侧手足,途中注意保暖、氧气吸入、监护生命指标和予以必要的治疗。

　　4. 评价　复苏操作规范、有效,注意保暖。

【注意事项】

　　1. 实施中动作敏捷、操作有效、团队合作配合好。

　　2. 重视新生儿保暖。

　　3. 过去曾经使用过的挤压新生儿胸部、腹部、屈曲四肢压胸腹部、摇动新生儿等刺激方法都有一定的危害性,不提倡使用。

　　4. 复苏气囊使用超过 2 分钟时,应插胃管吸净胃内容物,并保留胃管直至正压人工呼吸结束。

　　5. 掌握好按压的力度和深度,有效的按压应能触摸到动脉的搏动。

　　6. 在复苏过程中要随时评价患儿情况,从而决定下一步抢救措施。复苏后仍应注意加强护理。

【考核标准】

表 1-7 新生儿复苏考核标准(100 分)

项目		分值	考评内容及要求	评分等级			得分	存在问题
				A	B	C		
素质要求		5	衣帽整洁、举止大方、语言恰当、态度和蔼	5	4	3		
评估	待产妇	2	产程中的情况如孕周、羊水有无污染、有无高危因素、是否多胎	2	1	0		
	胎儿	2	胎儿监护情况、宫内缺氧时间	2	1	0		
	环境	3	是否安静、清洁、辐射台是否已预热,器械及用物是否齐全并处于备用状态	3	2	1		
	其他	1	相关人员(2 名以上新生儿复苏人员)是否到位	1	0	0		
准备	操作者	2	着装整洁,洗净并温暖双手;与产妇及家属解释沟通,讲解配合分娩的方法	2	1	0		
	用物	3	备齐用物,检查性能,调节辐射台温度、毛巾预热,调节室温	3	2	1		
	其他	2	新生儿复苏人员到位	2	0	0		
实施	核对解释	2	核对产妇,适当交流	2	1	0		
	出生快速评估	4	羊水清?足月?有呼吸或哭声?肌张力好吗?对以上问题回答是"否",应进行初步复苏	4	3	2		
	初步复苏	12	置新生儿于预热好的辐射台保暖	1	1	0		
			摆正体位为"鼻吸气位"	2	1	0		
			清理气道	2	1	0		
			擦干全身并移去湿毛巾	2	1	0		
			给予刺激	2	1	0		
			重新摆正体位	1	1	0		
			初步复苏 30 秒后再评估心率和呼吸	2	1	0		
	正压通气	10	选择合适面罩	2	0	0		
			通气频率 40~60 次/分	2	0	0		
			通气压力需要 20~25cmH$_2$O	2	0	0		
			氧饱和度监测	2	0	0		
			经 30 秒充分正压通气后再评估	2	1	0		

续表

项目		分值	考评内容及要求	评分等级			得分	存在问题
				A	B	C		
实施	胸外按压	12	仰卧于硬垫上,颈部轻微仰伸	2	1	0		
			部位:新生儿两乳头连线中点的下方,即胸骨体下 1/3	3	2	1		
			深度:约为胸廓前后径的 1/3	2	1	0		
			方法:拇指法或双指法	3	2	1		
			胸外按压 45~60 秒后评估心率	2	1	0		
	给药	2	遵医嘱给药	2	1	0		
	监护与转运	4	监测体温、呼吸、心率、血压、尿量、肤色、血气、血糖和血电解质等(口述)	2	1	0		
			如需转运,途中需注意保暖、氧气吸入、监护生命指标和予以必要的治疗(口述)	2	1	0		
	操作后处理	4	整理用物,洗手,记录	2	1	0		
			填写标识带,与产妇核对后系于新生儿一侧手足	2	1	0		
评价	产妇	2	能知晓操作目的及结果	2	1	0		
	操作者	8	按照 A、B、C、D、E 步骤进行复苏,方法正确、迅速,复苏有效,注意保暖	8	6	4		
提问		10	对操作目的、注意事项等能熟练作答	5	3	1		
			对相关知识能熟练作答	5	3	1		

注:A 级评分等级表示动作熟练、规范、无漏误,与孕妇、胎儿沟通自然;B 级表示动作欠熟练、规范,有 1~2 处漏误,与孕妇、胎儿沟通不自然;C 级表示动作不熟练,有 3~4 处漏误,与孕妇、胎儿无沟通。

(许　红)

实训八　会阴擦洗

会阴擦洗可以保持会阴部清洁、舒适,防止生殖道和泌尿道的逆行感染,并促进会阴部伤口愈合。适用范围:分娩后会阴有伤口者,急性外阴炎患者,妇产科手术后留置尿管者,会阴、阴道手术前后患者,长期阴道流血患者,长期卧床生活不能自理者。

【实训目的与要求】

1. 掌握会阴擦洗的准备及擦洗方法。
2. 能对患者进行护理评估,说出会阴擦洗的护理措施及注意事项。

3. 能关心患者,进行有效沟通。

【实训准备】

1. 物品　治疗车及治疗盘,会阴擦洗包(无菌弯盘、无菌治疗碗、无菌镊子或卵圆钳 2 把、无菌干纱布 2 块),浸有 0.5% 碘伏溶液或 1:5000 高锰酸钾溶液棉球若干个,一次性会阴垫 2 块,浴巾,手套 1 副,便盆 1 个(图 1-30)。

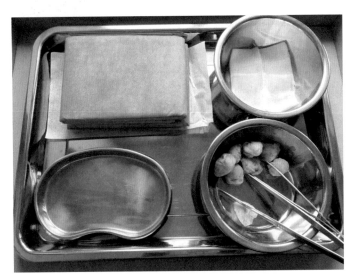

图 1-30　会阴擦洗的准备

2. 环境　安静,整洁,私密,室温 24~26℃,湿度 55%~65%。

【实训方法】

1. 评估　患者评估:评估患者的病情、生命体征、分娩方式及理解配合程度;会阴部皮肤清洁度、伤口情况及有无留置尿管。环境评估:是否安静、整洁、温湿度适宜,是否保护患者隐私。

2. 计划　操作者着装整洁,修剪指甲,洗净并温暖双手,戴帽子口罩。关闭门窗,调节室温,如在病房操作,需请无关人员离开,遮挡患者。向患者说明实施此操作的目的,请患者排空膀胱。

3. 实施

(1) 观察解释:备齐物品至患者床边,核对患者姓名及床号。对第一次接受操作者,详细解释操作过程,使其了解并配合。

(2) 步骤:

1) 协助患者仰卧于检查床,脱对侧裤腿,盖于近侧腿上,浴巾或盖被一角盖对侧腿上,双腿屈膝略外展,充分暴露会阴部。垫会阴垫,置便盆于臀下。

2) 检查会阴擦洗包有效期,打开擦洗包;依次将弯盘、治疗碗放于患者两膝之间。

3) 戴一次性手套,夹取浸药液棉球于无菌治疗碗内,一把镊子或卵圆钳用于夹取消毒棉球,另一把接取消毒棉球用于擦洗会阴部,擦洗三遍(图 1-31),有伤口者先清洗伤口。

第一遍:擦洗顺序按照由外向内,自上而下进行,阴阜→对侧大腿内上 1/3 →近侧大腿内上 1/3 →对侧大阴唇→近侧大阴唇→对侧小阴唇→近侧小阴唇→尿道口→阴道口→会阴体及肛周,初步擦净会阴部的血迹和其他污迹等。

第二遍:按照由内向外,自上而下的顺序进行,即会阴切口→尿道口→阴道口→对侧小阴唇→近侧小阴唇→对侧大阴唇→近侧大阴唇→阴阜→对侧大腿内侧上 1/3 →近侧大腿内上 1/3 →会阴体及肛周。

第三遍:擦洗顺序同第二遍。每擦一个部位要更换一块药液棉球,以防交叉感染。

4)擦洗完毕,撤去弯盘、治疗碗及臀下会阴垫、便盆,用干纱布拭干,顺序为由

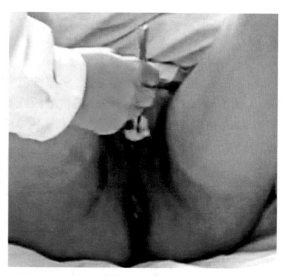

图 1-31　会阴擦洗

内向外。为患者换上干净会阴垫,帮助患者穿好衣服,取舒适卧位。整理床单元,开窗通风。

5)整理用物,洗手、记录签字。

【注意事项】

1. 严格遵循无菌操作原则,动作轻稳、规范,擦洗顺序正确,每次消毒范围不超出前一次范围。

2. 操作时应观察患者会阴伤口愈合情况及有无红、肿、热、痛,观察患者阴道分泌物的性状、量及有无异味,有会阴感染者应最后擦洗,以免交叉感染。

3. 留置尿管者,擦洗时观察尿管是否在位、引流是否通畅。

4. 擦洗时可根据患者的情况决定擦洗的次数,直至擦净。会阴手术患者便后要及时进行擦洗。

【考核标准】

表 1-8　会阴擦洗考核标准(100 分)

项目		分值	考评内容及要求	评分等级			得分	存在问题
				A	B	C		
素质要求		5	衣帽整洁、举止端庄、仪表大方、语言恰当、态度和蔼	5	4	3		
评估	患者	4	评估患者的病情、生命体征、分娩方式及理解配合程度	2	0	0		
			会阴部皮肤清洁度、伤口情况,及有无留置尿管	2	0	0		
	环境	2	是否安静、清洁、私密,适宜操作	2	1	0		

续表

项目		分值	考评内容及要求	评分等级			得分	存在问题
				A	B	C		
准备	操作者	2	修剪指甲,洗净并温暖双手,戴口罩帽子	2	1	0		
	用物	3	备齐用物,碘伏或高锰酸钾浓度正确	3	2	1		
	环境	2	调节室温,光线适宜,遮挡患者	1	0	0		
			仅相关人员在场(口述)	1	0	0		
	患者	2	向患者说明实施此检查的目的及配合技巧	1	0	0		
			嘱患者排空膀胱	1	0	0		
实施	观察解释	5	备齐物品至患者床边,再次核对	2	1	0		
			对第一次接受操作者,详细解释	2	1	0		
			嘱患者配合	1	0	0		
	步骤	45	操作者站于患者右侧,协助患者仰卧于检查床	3	2	1		
			检查会阴擦洗包有效期,打开擦洗包,暴露包内物品	5	4	3		
			依次将弯盘、治疗碗置于患者两膝之间	5	3	1		
			戴一次性手套,夹取浸药液棉球于无菌治疗碗内,一把镊子或卵圆钳用于夹取消毒棉球,另一把接取消毒棉球用于擦洗会阴部	5	4	3		
			第一遍:擦洗顺序按照由外向内,自上而下进行	10	5	2		
			第二遍:按照由内向外,自上而下的顺序进行	10	5	2		
			第三遍:擦洗顺序同第二遍。每擦一个部位要更换一块药液棉球,以防交叉感染	5	3	1		
			用干纱布拭干,顺序同第三遍	2	1	0		
	操作后处理	10	整理床单元,清理用物	3	2	0		
			嘱患者休息,开窗通风	2	1	0		
			整理用物,终末处理	3	2	0		
			洗手、记录签字	2	1	0		

续表

项目		分值	考评内容及要求	评分等级			得分	存在问题
				A	B	C		
评价	患者	3	能知晓操作的目的	1	0	0		
			配合操作	1	0	0		
			体位舒适,无不适	1	0	0		
	操作者	7	方法正确、动作轻巧	3	2	1		
			关心患者,沟通有效	4	3	2		
提问		10	对操作目的、注意事项能熟练作答	5	3	1		
			对相关知识能熟练作答	5	3	1		

注:A级评分等级表示动作熟练、规范、无漏误,与患者沟通自然;B级评分等级表示动作欠熟练、规范,有1~2处漏误,与患者沟通不自然;C级评分等级表示动作不熟练,有3~4处漏误,与患者沟通。

（王婷婷）

实训九　乳房护理

母乳是产后女性乳房产生的用于哺育婴儿的汁液,是新生儿降生初期最主要的营养物质来源,适时有效的乳房护理,可以促进母乳喂养的顺利开展。

【实训目的与要求】

1. 学会乳房护理技术。
2. 能对孕妇乳房进行有效的护理。
3. 能诊断和处理(纠正)常见的乳房问题。
4. 能关心体贴产妇及新生儿,进行有效沟通。

【实训准备】

1. 物品　清洁毛巾,盆,温水,肥皂,洗手液,健康教育资料,必要时备屏风、消毒油脂棉球、抗生素软膏或制霉菌素膏等。
2. 器械　新生儿模型,乳房模型,乳头矫正器,乳头吸引器或20ml注射器,乳头保护器(乳头罩),吸乳器,盛奶容器,治疗车。
3. 环境　清洁,安静,私密、室温24~26℃、湿度55%~65%。

【实训方法】

1. 评估　孕产妇评估:核对孕产妇,评估乳房状况、类型,有无乳头平坦和凹陷、乳胀、乳腺管阻塞、乳头皲裂,母乳喂养体位,乳汁分泌情况及心理状况。新生儿:含吮情况。环境评估:是否安静、清洁、温湿度适宜,能否遮挡产妇隐私,适宜观察与护理。
2. 计划　操作者着装整洁,清洁并温暖双手;备齐用物,调节室温;拉上窗帘,必要时屏风遮挡,请其他人员离开;指导其需配合的方法及注意事项,取得合作。

3. 实施　核对解释:携用物至孕产妇旁,再次核对,向孕产妇及家属解释护理的内容、目的、过程、配合点。

(1)孕期乳房护理:孕妇应佩带适合自己乳房大小的胸罩;沐浴时不过度清洗乳房(和洗身体其他部位一样即可),乳头痂皮较重时用消毒油脂棉球涂擦5~10分钟后再清洗;手托乳房,自锁骨下乳房基底部以中指和食指向乳头方向按摩或用手掌大鱼际自乳房基底部螺旋状向乳头方向按摩;将乳房暴露于空气中30分钟以避免产后乳头皲裂。

(2)乳头平坦和凹陷护理:乳头平坦:乳头长度较短,约在0.5cm以下。乳头凹陷:不突出于乳晕的表面,甚至凹陷沉没于皮面之下,且牵拉也不高出皮肤者(图1-32,图1-33,图1-34,图1-35)。常采用下列护理措施:

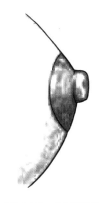

图 1-32　正常乳头

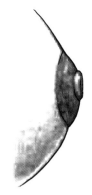

图 1-33　平坦乳头

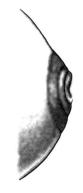

图 1-34　凹陷乳头

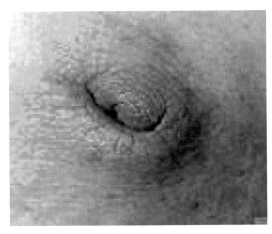

图 1-35　凹陷乳头

1)乳头伸展练习:将两拇指(或两食指,或其他手指的组合)平行地放在乳头左右两侧,慢慢地由乳头向两侧外方横行拉开,通过牵拉乳晕皮肤及皮下组织,使乳头向外突出(图1-36,图1-37)。接着将两拇指(或两食指,或其他手指的组合)分别放在乳头上方和下方,慢慢地由乳头向上、向下纵行拉开(图1-38,图1-39),如此重复多次,每组练习15分钟,每天练习2组。

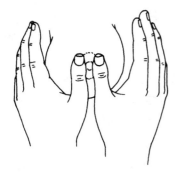

图 1-36　乳头伸展练习—横向拇指法

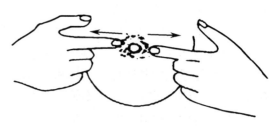

图 1-37　乳头伸展练习—横向食指法

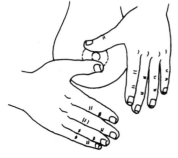

图 1-38　乳头伸展练习—纵向拇指法

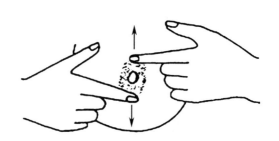

图 1-39　乳头伸展练习—纵向食指法

2）乳头牵拉练习：用一只手托住乳房，另一只手的拇指和食、中指抓住乳头向外牵拉，每组重复练习 10~20 次，每天练习 2 组（图 1-40）。

3）配置乳头矫正器：对于凹陷严重也可从妊娠 7 个月起佩带乳头矫正器，可以对乳头周围组织起到稳定作用，柔和的压力可使内陷的乳头外翻，乳头经中央小孔保持持续突起（图 1-41）。

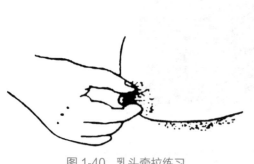

图 1-40　乳头牵拉练习

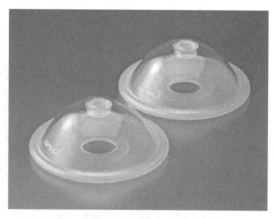

图 1-41　乳头矫正器

4）注射器负压吸引：利用注射器负压吸引的作用使乳头突出（图 1-42）。

5）分娩后正确哺乳：树立产妇的信心，向产妇及家属解释婴儿吸的是乳晕而不是乳头；让新生儿尽早接触乳房，指导产妇形成正确的新生儿哺乳体位；试行不同的哺乳体位；使用注射器或泵抽吸或使用乳头保护器将乳头立起，以利新生儿含住乳头（图 1-43）。

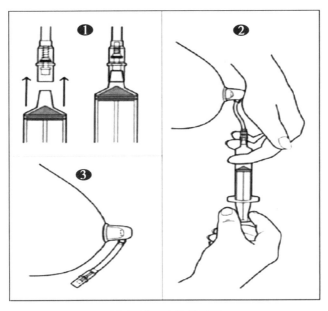

图 1-42　乳头吸引器

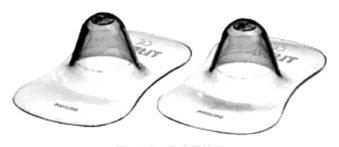

图 1-43　乳头保护器

（3）乳房肿胀护理:乳房充盈:皮温热,乳房沉、硬,乳汁通畅,不发热。乳房肿胀:乳房疼痛、水肿、绷紧、特别是乳头部分发亮,皮肤可以发红,乳汁不畅,可有发热。

预防:分娩后马上开奶,确保正确的含接,鼓励不要限制喂奶时间。

护理:如果婴儿能够吸吮,要经常喂哺婴儿;如果婴儿不能吸吮,要帮助母亲将奶挤出(手工或奶泵);在每次喂奶或挤奶之前,刺激母亲的射乳反射(热敷乳房、按摩颈背部、轻轻按摩乳房、帮母亲放松);若肿胀较剧,可以用温水湿敷,以缓解胀痛和水肿。

（4）乳腺管阻塞护理:乳腺管阻塞表现为乳房有结块、压痛、局部发红,不发热,母亲一般感觉良好;进一步发展即为乳腺炎。主要原因为婴儿含接姿势不正确,产妇衣服太紧或手指的挤压,乳房体积大引流差。

护理措施:主要改善受累乳房部位的乳汁引流,如先喂受累的一侧;经常喂哺婴儿或变换喂哺体位;护理者或产妇对乳腺管阻塞部位行螺旋状按摩,在阻塞局部热敷;如果症状严重、有皲裂、护理24小时不能改善者给予治疗。

（5）乳头疼痛与皲裂护理:

预防:妊娠后期,要注意乳头的清洁卫生;经常更换内衣,戴乳罩,以防擦伤乳头皮肤;有乳头内陷或扁平者,应积极给予纠正;要养成良好的哺乳习惯;注意新生儿口腔卫生,勿让新生儿含乳头而睡,防止乳头破损和皲裂。

护理:轻症者可继续哺乳:哺乳前先湿热敷乳房3~5分钟,同时按摩乳房,并挤出少量乳汁,使乳晕变软后哺乳,以利新生儿含吮乳头和大部分乳晕;哺乳时产妇取舒适的姿势,哺乳方法正确;先在损伤轻的一侧乳房哺乳,以减轻对另一侧乳房的吸吮力;缩短每次哺乳时间,增加哺乳次数;哺乳结束时,用食指轻轻向下按压新生儿下颌,避免在口腔负压的情况下拉出乳头而引起局部疼痛或皮肤损伤;哺乳后,挤出少许乳汁涂在乳头和乳晕上,短暂暴露使其干燥(乳汁具有一定的抑菌作用。且含丰富蛋白质,能起到修复表皮的作用)。

4. 评价　产妇能知晓操作目的,积极配合,感觉舒适;操作者评估准确,措施正确、有效,能关爱产妇。

【注意事项】

1. 孕期乳房按摩宜在孕20周以后进行,乳头护理宜在孕晚期(≥37周)进行,不可刺激乳头,以避免引起早产。对于乳头异常情况,护理人员与其交流时不要过于强化,以免增加其心理压力和负担。

2. 忌用肥皂、酒精等刺激性物品清洗乳头,以免引起局部皮肤干燥、皲裂。

3. 指导产妇时要仔细、耐心,冬季应注意保暖。

4. 护士在示教时需征得产妇同意方可轻触其乳房且动作轻柔,也可以模型示范的方式指导产妇。

5. 如有乳腺炎、乳头皲裂等情况,应及时处理。

【考核标准】

表 1-9　乳房护理考核标准(100分)

项目		分值	考评内容及要求	评分等级			得分	存在问题
				A	B	C		
素质要求		5	衣帽整洁、举止端庄、仪表大方、语言恰当、态度和蔼	5	4	3		
评估	产妇	6	核对产妇,告知目的	1	0	0		
			产妇乳房状况、类型(乳头平坦和凹陷、乳胀、乳腺管阻塞、乳头皲裂)	2	1	0		
			母乳喂养体位、乳汁分泌情况	2	1	0		
			心理状况	1	0	0		
	环境	2	是否安静、清洁、温湿度适宜,能否遮挡产妇隐私,适宜观察与护理	2	1	0		
准备	操作者	2	着装整洁,清洁并温暖双手	2	1	0		
	用物	1	备齐用物,性能良好,放置合理	1	0	0		
	环境	2	调节室温至24~26℃;拉上窗帘,必要时屏风遮挡、请其他人员离开	2	1	0		
	产妇	2	指导其需配合的方法及注意事项,取得合作	2	1	0		

续表

项目		分值	考评内容及要求	评分等级			得分	存在问题
				A	B	C		
实施	核对解释	5	携用物至孕产妇旁,再次核对,向产妇及家属解释护理的内容、目的、过程、配合点	2	1	0		
			协助孕产妇取适宜体位	3	2	1		
	流程	50	掌握孕期乳房护理相关技能	10	8	6		
			能诊断和处理乳头平坦和凹陷问题,如乳头伸展练习;凹陷严重的处理;产后母婴能达到即刻的帮助	10	8	6		
			能知晓乳房肿胀的原因并给予及时的护理	10	8	6		
			能知晓乳腺管阻塞的原因并给予及时的护理	10	8	6		
			能掌握乳头疼痛与皲裂的预防和相关护理措施	10	8	6		
	操作后处理	5	协助产妇整理衣裤、取舒适体位	1	0	0		
			整理用物,洗手,记录	1	0	0		
			出现异常,增加观察频次,及时通知医师	1	0	0		
			做好健康教育	2	1	0		
评价	产妇	4	能知晓操作目的,配合操作,体位舒适	4	3	2		
	操作者	6	方法正确、动作轻巧	4	3	2		
			关心产妇及婴儿,态度和蔼,沟通有效	2	1	0		
提问		10	口述乳头平坦和凹陷、乳房肿胀、乳腺管阻塞、乳头疼痛与皲裂的临床表现	6	4	2		
			乳房护理的目的、注意事项、相关知识能熟练作答	4	2	1		

注:A级评分等级表示操作熟练、规范、无漏误,与产妇沟通自然;B级表示操作欠熟练、规范,有1~2处漏误,与产妇沟通不自然;C级表示操作不熟练,有3~4处漏误,与产妇无沟通。

(杜江平)

实训十 产褥期观察与子宫复旧护理

从胎盘娩出至产妇全身各器官(除乳腺外)恢复至正常未孕状态的时期,称为产褥期,通常为6周。在产褥期,产妇的全身各系统尤其是生殖系统发生了较大的生理变化,同时,伴随着新生儿的出生,产妇及其家庭经历着心理和社会的适应过程,这一段时期是产妇身体和心理恢复的一个关键时期,做好观察和护理对保证母婴的健康十分重要。

【实训目的与要求】

1. 学会产褥期观察与子宫复旧护理技术。
2. 能对产妇进行产褥期观察与子宫复旧护理。
3. 能关心体贴产妇及新生儿,进行有效沟通。

【实训准备】

1. 物品　仿真母婴同室(床单元),会阴护理模型,一次性垫巾,手消毒剂,便盆,病历,记录单(体温单、护理记录单、产后记录单等),秒表,健康教育资料,必要时备屏风。
2. 器械　计量出血垫及计量器,必要时备治疗盘(无菌治疗碗、0.5%碘伏大棉球及纱布、无菌镊子),处置车。
3. 环境　安静,清洁,室温24~26℃,湿度55%~65%,拉上窗帘,必要时屏风遮挡,请其他人员离开。

【实训方法】

1. 评估　产妇评估:核对产妇,告知实施此操作的目的,评估其产前记录和分娩记录,了解分娩期用药情况;对于异常分娩的产妇,应进一步了解异常情况和处理经过;观察产妇精神心理状态及合作程度。环境评估:是否安静、清洁、温湿度适宜,能否遮挡产妇隐私,适宜观察与护理。
2. 计划　操作者着装整洁,清洁并温暖双手;备齐用物;关闭门窗,调节室温至24~26℃,请其他人员离开,遮挡产妇,协助排空膀胱;指导其需配合的方法及注意事项,取得合作。
3. 实施

(1) 核对解释:携用物至床旁,再次核对,整理病案、记录单,向产妇及家属解释观察的内容、目的、过程、配合方法及促进产妇康复的措施,消毒双手。

(2) 子宫复旧

护理:产妇平卧,头部稍高,充分暴露腹部及会阴部,双腿略屈曲分开,呈放松状态;操作者站在产妇的右侧,左手四指并拢,拇指自然分开,掌心及指腹紧贴腹壁放在子宫底部,右手放在产妇子宫体部,环形按摩子宫使其收缩。

观察:用手指宽度测量子宫底高度,以肚脐为标志,分别用脐上、平脐、脐下表示,同时辨别宫底部质地是否硬、边缘是否清晰,每日同一时间评估子宫复旧情况;产后宫底每日下降一横指或1~2cm,10日后于腹部检查触不到宫底(图1-44,图1-45)。

(3) 观察恶露:操作者一手环形按摩子宫底并轻轻下推,观察恶露的量、性质、气味、颜色、有无血块;24小时内用计量出血垫(图1-46)计算出血量;如果1小时内超过1块以上的卫生巾完全湿透,则属于产后出血现象。

(4) 会阴护理:若有会阴侧切伤口,健侧卧位,每日会阴伤口消毒2次,观察伤口有无红肿、硬结、疼痛等情况,大小便后及时清洗。

(5) 母乳喂养指导:母婴同室,按需哺乳,正确的哺乳体位及姿势,纯母乳喂养6个月。

(6) 硬膜外镇痛分娩者:注意观察穿刺点有无渗血。

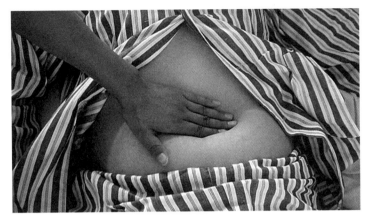

图 1-44　评估子宫复旧情况

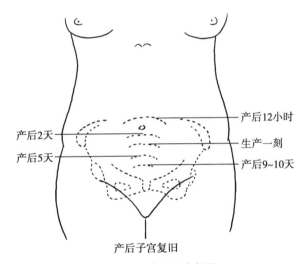

产后2天　　　　　　　　　　　产后12小时

产后5天　　　　　　　　　　　生产一刻

产后9~10天

产后子宫复旧

图 1-45　产后子宫复旧

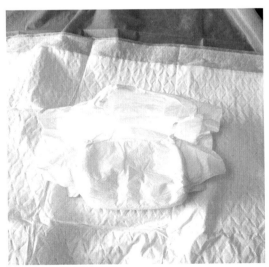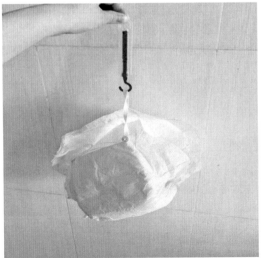

图 1-46　计量出血垫及计量器

（7）产后健康指导

1）休息:24 小时以内,以卧床休息为主;24 小时后,每天增加起床活动的时间;卧床时应左右交替,预防子宫后倾,有利于恶露排出;指导产妇与婴儿同步休息,每天累计睡眠 8~9 小时。

2）活动:自然分娩的产妇,产后 6~8 小时后坐起,第二天下床室内活动;剖宫产产妇去枕平卧 6 小时(1~2 小时按摩上下肢一次,以促进血液循环),6 小时后垫枕头、翻身、左右侧卧位,以防压疮、肠粘连的发生,24 小时拔除导尿管后即可下床排尿及活动;产褥期内不能站立过久,少做下蹲姿势、避免手提重物等负重劳动,防止内脏及子宫脱垂。

3）运动:产后第 2 天开始做产后保健操,每日一次,每节做 8~16 次,出院后继续直至产后 6 周。

4）清洁卫生:每天梳头、洗脸、洗脚和更换内衣裤,早晚刷牙,饭后漱口;定期洗头、洗澡、修、剪指甲。

5）营养:产后的最初几天进食易消化、清淡食物,随着体力的恢复注意荤素搭配、蔬菜、水果、膳食纤维的摄入和钙质的补充,少量多餐,均衡营养。

6）心理调适:"以产妇为中心",倾听产妇的感受,及时沟通,满足其心理需求。

7）产后检查:指导产妇于产后 42 天携婴儿到医院做产后康复和婴儿生长发育监测。

8）避孕指导:产褥期内禁止性生活,产后 42 天起恢复性生活,哺乳期以工具避孕为主,非哺乳者可选用药物避孕;自然分娩后 3 个月、剖宫产后 6 个月可以放置宫内节育器。

（8）整理用物,洗手,记录,做好健康教育。

4. 评价 产妇能知晓相关内容,积极配合;操作者评估准确全面,测量方法正确、数值准确无误、指导内容全面,体贴爱护产妇。

【注意事项】

1. 观察子宫复旧、恶露前须排空膀胱,督促产后 4 小时及时排尿。
2. 协助产妇上下床,防止跌倒。
3. 正确使用计量出血垫,准确读出数据,能够及时识别异常情况。
4. 注意保暖,动作轻柔。
5. 注意保护产妇隐私,关心体贴产妇及婴儿。

【考核标准】

表 1-10 产褥期观察与子宫复旧护理考核标准(100 分)

项目		分值	考评内容及要求	评分等级			得分	存在问题
				A	B	C		
素质要求		5	衣帽整洁、举止端庄、仪表大方、语言恰当、态度和蔼	5	4	3		
评估	产妇	6	核对产妇,告知目的	1	0	0		
			产前记录和分娩记录,了解分娩期用药情况	2	1	0		

项目		分值	考评内容及要求	评分等级			得分	存在问题
				A	B	C		
评估	产妇	6	对于异常分娩的产妇,应进一步了解异常情况和处理经过	2	1	0		
			观察产妇精神心理状态及合作程度	1	0	0		
	环境	2	是否安静、清洁、温湿度适宜,能否遮挡产妇隐私	2	1	0		
准备	操作者	2	着装整洁,清洁并温暖双手,戴口罩	2	1	0		
	用物	1	备齐用物,性能良好,放置合理	1	0	0		
	环境	2	关闭门窗,调节室温,请其他人员离开,遮挡产妇	2	1	0		
	产妇	2	协助排空膀胱,指导配合体位及注意事项,取得合作	2	1	0		
实施	核对解释	4	携用物至床旁,再次核对,解释操作目的;消毒双手	2	1	0		
			协助产妇取适宜体位	2	1	0		
	子宫复旧护理	10	操作者站在产妇的右侧,一手四指并拢,拇指自然分开,掌心及指腹紧贴腹壁放在子宫底部,环形按摩子宫,另一手放在产妇耻骨联合上方,用手指宽度测量子宫底高度,同时辨别宫底部质地是否硬、边缘是否清晰;每日同一时间监测	10	8	6		
	观察恶露	5	一手环形按摩子宫底并轻轻下推,观察恶露的量、性质、气味、颜色、有无血块,24小时内用计量出血垫计算出血量	5	4	3		
	其他护理	37	会阴擦洗(口述)	2	1	0		
			会阴伤口护理(口述)	5	4	3		
			母乳喂养指导:母婴同室,按需哺乳、正确的哺乳体位与姿势,纯母乳喂养6个月	6	4	2		
			产后健康指导:①休息;②活动;③运动;④清洁卫生;⑤营养;⑥心理调适;⑦产后检查;⑧避孕指导	24	16	8		
	操作后处理	4	协助产妇整理衣裤、取舒适体位	1	0	0		
			整理用物,洗手,记录	1	0	0		
			出现异常,增加观察频次,及时通知医师	1	0	0		
			做好健康教育	1	0	0		

续表

项目		分值	考评内容及要求	评分等级			得分	存在问题
				A	B	C		
评价	产妇	4	能知晓相关内容,配合操作,体位舒适	4	3	2		
	操作者	6	方法正确、动作轻巧	4	3	2		
			关心产妇及婴儿,态度和蔼,沟通有效	2	1	0		
提问		10	口述产后2小时观察内容	5	3	1		
			对目的、注意事项、相关知识能熟练作答	5	3	1		

注:A级评分等级表示操作熟练、规范、无漏误,与产妇沟通自然;B级表示操作欠熟练、规范,有1~2处漏误,与产妇沟通不自然;C级表示操作不熟练,有3~4处漏误,与产妇无沟通。

（杜江平）

第二节

妇科常用护理操作技术

实训十一　阴道窥器使用及妇科检查

女性阴道很深,外端是大小阴唇,内端是子宫颈口,一般处于闭合状态。若要检查阴道内和子宫颈口有无病变,就必须用窥阴器把大小阴唇和阴道撑开,直到暴露出子宫颈口及其周围的阴道穹隆。

【实训目的与要求】

1. 能熟练掌握妇科检查的目的、方法、内容及注意事项。
2. 会使用阴道窥器为受检者检查。
3. 能关心体贴受检者,进行有效沟通。

【实训准备】

1. 物品　一次性垫巾,一次性薄膜手套无菌手套,棉拭子,手消毒液,液状石蜡或20%肥皂水,生理盐水,涂片固定液。
2. 器械　阴道窥器1个,鼠齿钳1个,长镊1个,子宫探针1个,宫颈刮板1个,玻片若干等。
3. 环境　整洁、安静,室温和光线适宜,遮挡受检者,注意保护隐私。

【实训方法】

1. 评估　受检者评估:核对受检者信息,评估其婚姻状态,心理准备程度,膀胱充盈情况,对操作目的的知晓情况及合作程度。环境评估:是否能够保护受检者隐私,是否整洁、安静、温度适宜,光线是否充足。
2. 计划　操作者着装整洁,洗净并温暖双手。备齐用物,关闭门窗,调节室温,向受检者说明实施此检查的目的,请受检者排空膀胱。
3. 实施

(1)核对解释:引导受检者进入检查室,再次核对,解释操作过程及配合方法,打开光源。

(2)安置体位:协助受检者躺于检查床上,臀下垫一次性垫巾,脱去一侧裤腿,取膀胱截石位,臀部置于台缘,头部略抬高,两手平放于身旁。检查者面向受检者,立于受检者两腿之间。

(3)外阴部检查

1)观察外阴发育及阴毛疏密和分布情况,有无畸形、水肿、皮炎、溃疡、赘生物或肿块,注意皮肤和黏膜色泽及质地变化,有无增厚、变薄或萎缩。

2)一手戴一次性薄膜手套,用拇指和示指轻轻分开小阴唇,暴露阴道前庭及尿道口和阴道口。

3)让受检者用力向下屏气,观察有无阴道前后壁膨出、子宫脱垂或尿失禁等。

(4)阴道窥器检查:应根据受检者阴道壁松弛情况,选用适当大小的阴道窥器。检查方法如下:

1)放置:将阴道窥器两叶合拢,旋紧中部螺丝,放松侧部螺丝,用液状石蜡或肥皂液润滑两叶前端,以利插入,避免损伤。若拟作宫颈刮片或阴道上段涂片细胞学检查,则不宜用润滑剂,以免影响检查结果,必要时可改用生理盐水润滑。放置窥器前先用左手示指和拇指分开两侧小阴唇,暴露阴道口,右手持阴道窥器,避开敏感的尿道周围区,直接沿阴道侧后壁缓慢斜行45°插入阴道内,向上向后推进,边推进边将两叶转平,并逐渐张开两叶,直至完全暴露宫颈为止(图1-47,图1-48)。

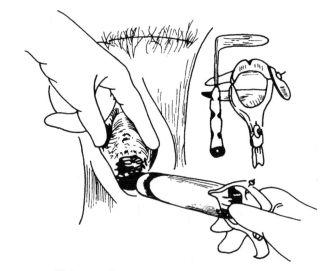

图1-47　分开两侧小阴唇,准备放入阴道窥器

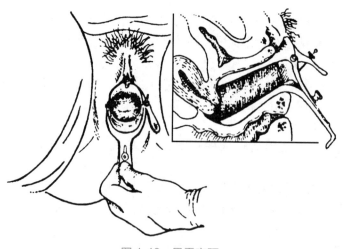

图1-48　暴露宫颈

2）视诊：暴露宫颈后，观察宫颈大小、颜色、外口形状，有无出血、撕裂、外翻、腺囊肿、息肉、肿块，宫颈管内有无出血或分泌物。宫颈刮片和宫颈管分泌物涂片和培养的标本均应于此时采集；然后，旋转窥器，观察阴道前、后壁和侧壁黏膜颜色、皱襞多少，是否有阴道隔或双阴道等先天畸形，有无溃疡、赘生物或囊肿等。注意阴道内分泌物量、性质、色泽，有无臭味。白带异常者应作涂片或培养找滴虫、假丝酵母菌、淋菌及线索细胞等。

3）取出：取出窥器前，应旋松侧部螺丝，待两叶合拢再取出。无论放入或取出过程中，都必须注意旋紧窥器中部螺丝，以免小阴唇和阴道壁黏膜被夹入两叶侧壁间而引起受检者剧痛或不适。

（5）双合诊：检查者戴无菌手套，一手的两指或一指放入阴道，另一手在腹部配合检查，称为双合诊。双合诊是盆腔检查中最重要的项目，其目的在于扪清阴道、宫颈、宫体、输卵管、卵巢、子宫韧带和宫旁结缔组织，以及盆腔内其他器官有无异常。

检查方法：检查者示指和中指涂润滑剂后，轻轻通过阴道口沿后壁放入阴道，检查阴道通畅度和深度，有无先天畸形、结节或肿块；再扪触宫颈大小、形状、硬度及宫颈外口情况，有无接触性出血，若上抬宫颈时受检者感疼痛称宫颈举痛，为盆腔内器官有病变的表现。当扪及宫颈外口方向朝后时宫体多为前倾；朝前时宫体多为后倾；宫颈外口朝前且阴道内手指伸达后穹隆顶部可触及宫体时，子宫为后屈。随后将阴道内两指放在宫颈后方，另一手掌心朝下手指平放在受检者腹部平脐处，当阴道内手指向上向前方抬举宫颈时，腹部手指往下往后按压腹壁，并逐渐向耻骨联合移动，通过内、外手指同时分别抬举和按压，相互协调，即可扪清子宫的位置、大小、形状、软硬度、活动度以及有无压痛（图 1-49）。扪清子宫情况后，将阴道内两指由宫颈后方移至一侧穹隆部，尽可能往上向盆腔深部扪触，与此同时，另一手从同侧下腹壁髂嵴水平开始，由上往下按压腹壁，与阴道内手指相互对合，以触摸该侧子宫附件处有无肿块、增厚或压痛（图 1-50）。若扪及肿块，应扪清其位置、大小、形状、软硬度、活动度、与子宫的关系以及有无压痛等。正常卵巢偶可扪及，约为 4cm×3cm×1cm 大小可活动的块物，触之稍有酸胀感。正常输卵管不能扪及。

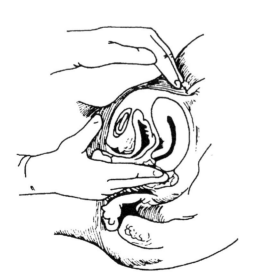

图 1-49　双合诊检查子宫

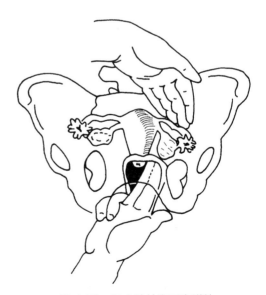

图 1-50　双合诊检查子宫附件

（6）三合诊：即腹部、阴道、直肠联合检查。在双合诊检查之后，将中指退出，放入直肠，示指在阴道内，另一手在腹壁配合检查，具体检查步骤与双合诊时相同（图 1-51）。三合诊的目的在于弥补双合诊的不足，通过三合诊可扪清后倾或后屈子宫的大小，发现子宫后壁、直肠子宫陷凹、宫骶韧带及双侧盆腔后部的病变，估计盆腔内病变范围。特别是癌肿与盆壁间的关系，以扪诊阴道直肠隔、骶骨前方或直肠内有无病变等。

（7）直肠-腹部诊：检查者一手示指伸入直肠，另一手在腹部配合检查，称直肠-腹部诊。一般适用于无性生活史、阴道闭锁或因其他原因不宜行双合诊的受检者。

（8）盆腔检查结果记录

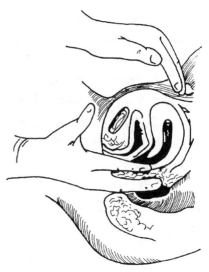

图 1-51 三合诊检查

1）外阴：发育及阴毛分布情况，有无皮炎、溃疡、赘生物，皮肤和黏膜色泽及质地变化，阴道前庭、尿道口和阴道口是否异常，以及处女膜情况。

2）阴道：通畅性、黏膜弹性、色泽、有无赘生物，分泌物量、色泽、性质、有无臭味，以及阴道穹隆情况等。

3）宫颈：大小、颜色、外口形状，有无撕裂、外翻、息肉、肿块，宫颈管内有无出血或分泌物等，有无接触性出血、举痛。

4）子宫：位置、大小、硬度、活动度，形态、有无压痛等，宫旁有无增厚、韧带有无缩短及弹性。

5）附件：有无肿物、压痛、增厚，肿物大小、硬度、活动度以及表面情况、与子宫及盆壁的关系等。左右两侧分别记录。

4. 评价

（1）检查者态度亲切，动作轻柔，未引起受检者不适。

（2）检查内容全面，动作规范，记录及时而准确。

（3）护患沟通良好，受检者满意。

【注意事项】

1. 关心体贴受检者，态度严肃，语言亲切，动作轻柔。

2. 检查前应告知受检者检查可能会引起不适，要放松腹肌，配合检查。

3. 每检查一位受检者，均应更换置于臀部下面的一次性垫巾，以防感染。

4. 避免于经期作盆腔检查。但若为异常出血且必须检查，必须先消毒外阴，并使用无菌手套及器械，以防发生感染。

5. 对无性生活经历的受检者禁作双合诊及阴道窥器检查，仅用示指放入直肠内行直肠-腹部诊。若确有检查必要时，先征得受检者及家属同意后，方可以示指缓慢放入阴道扪诊或使用阴道窥器检查。

6. 对疑有盆腔内病变的腹壁肥厚、高度紧张不合作或未婚受检者，若盆腔检查不满意时，可行 B 型超声检查。也可在肌内注射哌替啶后，甚至必要时在骶管麻醉下进行盆腔检查，以作出较正确的诊断。

【考核标准】

表 1-11　阴道窥器使用及妇科检查考核标准（100 分）

项目		分值	考评内容及要求	评分等级			得分	存在问题
				A	B	C		
素质要求		5	仪表、语言、举止符合专业规范	5	4	3		
评估	受检者	5	身份信息,心理准备,是否了解操作的目的及注意事项,膀胱充盈情况	5	3	0		
	环境	5	是否保护受检者隐私、整洁、安静、温度适宜、光线充足	5	3	0		
准备	操作者	1	着装整洁,洗净并温暖双手	1	0	0		
	用物	1	备齐用物、性能良好、放置合理	1	0	0		
	环境	1	关闭门窗,调节室温,屏风遮挡	1	0	0		
	受检者	1	排空膀胱,学会操作时体位摆放及配合要点	1	0	0		
	配合	1	准备检查	1	0	0		
实施	解释核对	2	再次核对,解释操作过程及配合方法,臀下垫一次性垫巾,协助受检者脱掉一侧裤腿,取膀胱截石位,臀部置于台缘,头部略抬高,两手平放于身旁	1	0	0		
			操作者面向受检者,立于受检者两腿之间	1	0	0		
	外阴检查	8	观察外阴发育、阴蒂长度和大小、阴毛多少和分布、皮肤和黏膜色泽及质地变化	3	2	1		
			一手戴一次性薄膜手套,拇指和示指轻轻分开小阴唇,暴露阴道前庭及尿道口和阴道口,让受检者用力向下屏气,观察有无阴道前后壁膨出、子宫脱垂或尿失禁等	5	3	1		
	窥器检查	15	放入:选用适当大小的阴道窥器。两叶合拢,旋紧中部螺丝,放松侧部螺丝,润滑窥器两叶前端,左手分开小阴唇暴露阴道口,右手持窥器,斜行沿阴道后侧插入阴道内并旋转至前方,逐渐张开两叶直至完全暴露宫颈、阴道壁及穹隆部	5	3	1		
			放松并旋转窥器,观察阴道前后壁和侧壁及穹隆;暴露宫颈后,观察宫颈大小、颜色和外口形状	5	3	1		
			取出:取出前应旋松侧部螺丝,待两叶合拢再取出	5	3	1		

续表

项目		分值	考评内容及要求	评分等级 A	评分等级 B	评分等级 C	得分	存在问题
实施	双合诊	20	一只手戴好无菌手套,食、中指涂润滑剂后,轻轻通过阴道口沿后壁放入阴道。检查阴道通畅度及深度,有无先天畸形、瘢痕、结节、肿块	5	3	1		
			扪触宫颈大小、软硬度、活动度、有无举痛、肿物或接触性出血等	5	3	1		
			将阴道内两指放在宫颈后方,另一手掌心朝下手指平放在腹部平脐处,当阴道内手指向上向前抬举宫颈时,放在脐部的手指往下往后按压腹壁,并逐渐往耻骨联合部移动,通过内、外手指同时分别抬举和按压,协调一致,触清子宫的位置、大小、形状、硬度、活动度以及有无压痛	5	3	1		
			将阴道内两指移向一侧穹隆部,另一手从同侧下腹壁髂嵴水平开始,由上往下按压腹壁,与阴道内手指互相对合,触摸该侧子宫附件处有无肿块、增厚或压痛	5	3	1		
	三合诊	5	一手示指放入阴道,中指放入直肠,其余具体检查步骤与双合诊检查时相同	5	3	1		
	直肠-腹部诊	5	一手示指伸入直肠,另一手在腹部配合检查,其余具体检查步骤与双合诊检查时相同	5	3	1		
	操作后处理	5	协助受检者下床、整理衣物	1	0	0		
			做好健康教育	3	2	1		
			整理用物,填写记录	1	0	0		
评价	受检者	3	能知晓妇科检查的目的	1	0	0		
			配合操作	1	0	0		
			体位舒适	1	0	0		
	操作者	7	方法正确、动作轻巧	4	2	1		
			关心受检者,沟通有效	3	1	0		
提问		10	对操作的目的、注意事项能熟练作答	5	3	1		
			对相关知识能熟练作答	5	3	1		

注:A级评分等级表示操作熟练、规范、无漏误,与受检者沟通自然;B级表示操作欠熟练、规范,有1~2处漏误,与受检者沟通不自然;C级表示操作不熟练,有3~4处漏误,与受检者无沟通。

(张 蕾)

实训十二 阴道灌洗与擦洗

阴道灌洗可促进阴道的血液循环,减少阴道内分泌物,减轻局部组织充血,控制和治疗阴道炎、宫颈炎,也是妇科手术前常规阴道准备的内容之一。

【实训目的与要求】

1. 学会阴道灌洗与擦洗技术。
2. 能说出阴道灌洗的目的、适应证、禁忌证及注意事项。
3. 能关心体贴患者,进行有效沟通。

【实训准备】

1. 物品　常用的灌洗溶液:1:5000 的高锰酸钾溶液、生理盐水、0.05% 的碘伏溶液、4% 硼酸溶液、2%~4% 碳酸氢钠溶液、0.5% 醋酸溶液、1% 乳酸溶液或中药;量 500~1000ml,温度 41~43℃;无菌手套 1 副,消毒大棉球 2 个,橡胶单、治疗巾各 1 块,便盆 1 个,输液架 1 个,屏风。

2. 器械　灌洗袋 1 个(图 1-52),带调节夹的橡皮管 1 根,灌洗头 1 个(图 1-53),弯盘 1 个,阴道窥器 1 只,卵圆钳 1 把。

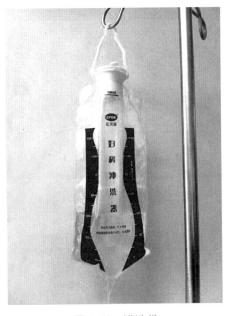

图 1-52 灌洗袋

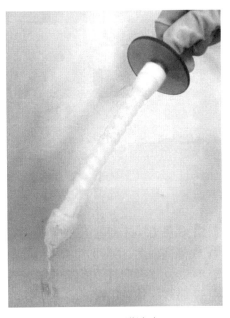

图 1-53 灌洗头

3. 环境　整洁,安静,室温、光线适宜,关闭门窗,屏风遮挡,注意保护受检者隐私。

【实训方法】

1. 评估　患者评估:核对患者信息,评估心理准备状况,膀胱充盈情况,对操作目的的知晓情况及合作程度。环境评估:是否能够保护患者隐私,是否整洁、安静、温度适宜,光线是否充足。

2. 计划　操作者着装整洁,洗净并温暖双手,戴口罩。根据病情配制适合的灌洗溶液。备齐用物,关闭门窗,调节室温,向患者说明实施此操作的目的及体位摆放的方法,以取得配合,请患者排空膀胱。

3. 实施

（1）核对解释:再次核对患者信息,解释操作过程及配合方法,用屏风遮挡。

（2）安置体位:协助患者脱去右一侧裤腿,取膀胱截石位,臀下铺橡胶单、治疗巾,放好便盆。操作者立于患者两腿之间或右侧。

（3）将灌洗袋挂于距床沿 40~60cm 的输液架上,排去管内空气,试水温适当后备用。

（4）戴无菌手套,右手持冲洗头,先冲洗外阴部,然后左手分开小阴唇,将冲洗头沿阴道侧壁方向缓缓插入至阴道后穹隆处（图 1-54）。边冲洗边在阴道内左右上下移动灌洗头,使阴道壁及穹隆各部均能被灌洗到。

（5）当灌洗液剩下 100ml 时,夹紧皮管,取出灌洗头,再冲洗一遍外阴部（图 1-55）。

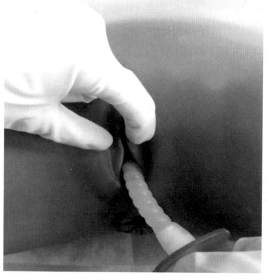

图 1-54　插入灌洗头

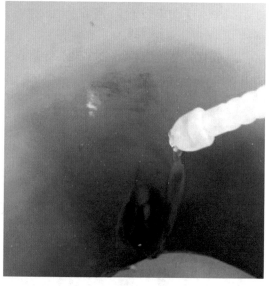

图 1-55　冲洗外阴

（6）扶患者坐于便盆上,使阴道内存留的液体流出。

（7）撤离便盆,用卵圆钳夹取纱布擦干外阴部。

（8）协助患者取舒适体位并进行健康指导。

（9）整理床铺及用物。

（10）终末处理用物,洗手,做好记录。

4. 评价

（1）操作者态度亲切,动作轻柔、规范,记录及时、准确。

（2）患者理解操作目的并积极配合,冲洗后感觉舒适满意。

【注意事项】

1. 灌洗液温度以 41~43℃为宜,温度过低,患者不舒适,温度过高,则可能烫伤阴道黏膜。

2. 灌洗袋与床沿的距离不超过 60cm，以免压力过大，水流过速，使液体或污物进入子宫腔或灌洗液与局部作用的时间不充足。

3. 灌洗头插入不宜过深，操作时，动作要轻柔，切勿损伤阴道黏膜和宫颈组织。

4. 必要时可在妇科检查床上用阴道窥器将阴道张开，直视下进行冲洗，能够达到更好的效果。

5. 月经期、阴道流血者、妊娠期、产褥期禁止阴道灌洗。

6. 分娩 10 天以后或妇产科手术 2 周后，如合并阴道分泌物混浊、有异味、阴道伤口愈合不良等，可以行低位阴道灌洗，灌洗袋的高度一般不超过床沿 30cm，避免污物进入子宫腔或损伤阴道残端伤口。

【考核标准】

表 1-12　阴道灌洗与擦洗考核标准（100 分）

项目		分值	考评内容及要求	评分等级			得分	存在问题
				A	B	C		
素质要求		5	仪表、语言、举止符合专业规范	5	4	3		
评估	患者	5	心理准备，膀胱充盈情况，对操作目的的知晓情况及合作程度	5	3	0		
	环境	5	是否保护患者隐私、整洁、安静、温度适宜、光线充足	5	3	0		
准备	操作者	1	修剪指甲、洗手、双手要温暖	1	0	0		
	用物	2	配制灌洗溶液，用物摆放整齐	2	1	0		
	环境	1	关闭门窗，调节室温，遮挡屏风	1	0	0		
	患者	1	了解操作目的，愿意配合，已排空膀胱	1	0	0		
实施	解释核对	5	再次解释操作目的及注意事项，核对患者信息	1	0	0		
			协助患者脱去一侧裤腿，取膀胱截石位，臀下垫一次性垫巾及便盆	2	1	0		
			操作者面向患者，立在患者两腿之间或右侧	2	1	0		
	阴道灌洗与擦洗	45	将灌洗袋挂于距床沿 40~60cm 的输液架上，排去管内空气，试水温适当后备用	10	6	4		
			戴无菌手套，先用灌洗液冲洗外阴，然后分开小阴唇，将灌洗头沿阴道侧壁插入至后穹隆处，边冲洗边在阴道内左右上下移动	20	15	10		

续表

项目		分值	考评内容及要求	评分等级			得分	存在问题
				A	B	C		
实施	阴道灌洗与擦洗	45	冲洗动作规范、轻柔	5	3	1		
			灌洗液剩下 100ml 时,拔出灌洗头,再冲洗一次外阴部	5	3	1		
			扶患者坐于便盆上,使阴道内存留的液体流出,撤去便盆	3	2	1		
			用卵圆钳夹取干纱布,擦干外阴部	2	1	0		
	操作后处理	10	协助患者坐起,穿衣	4	2	1		
			进行健康教育	3	2	1		
			整理床单元及用物,洗手,记录	3	2	1		
评价	患者	3	能知晓操作的目的,配合操作,无意外发生,体位舒适	3	2	1		
	操作者	7	方法正确、动作轻巧	3	2	1		
			关心患者,沟通有效	4	3	2		
提问		10	对操作目的、注意事项能熟练作答	5	3	1		
			对相关知识能熟练作答	5	3	1		

注:A 级评分等级表示操作熟练、规范、无漏误,与患者沟通自然;B 级表示操作欠熟练、规范,有 1~2 处漏误,与患者沟通不自然;C 级表示操作不熟练,有 3~4 处漏误,与患者无沟通。

（张　蕾）

实训十三　阴道及宫颈上药

阴道及宫颈上药是应用广泛而又简单的妇科护理操作技术。既可在妇科门诊由护士操作,也可教会患者在家自己局部上药。目的是治疗局部炎症,使炎症得以消散。

【实训的目的与要求】

1. 能独立完成阴道及宫颈上药的准备并独立进行阴道或宫颈上药的护理操作。
2. 能叙述阴道及宫颈上药的目的及护理要点。
3. 能教会患者自己在家进行阴道及宫颈上药。
4. 能关心体贴患者,进行有效沟通。

【实训准备】

1. 物品　检查床,橡胶单或一次性垫巾,阴道灌洗用品,干棉球,手消毒液。药品（20%～

50% 硝酸银,20%~50% 铬酸,2% 碘甘油及喷雾剂和阴道栓剂等),屏风,腿套。根据药物性质和上药方法可另备长棉签、一次性手套等。

2. 器械　阴道窥器,长镊子。

3. 环境　安静、整洁、私密,室温 22~24℃,湿度 55%~65%。

【实训方法】

(一)上药方法

1. 纳入法　适用于片剂、丸剂、栓剂或胶囊状药物。常用于阴道炎、慢性宫颈炎患者的治疗。也可指导患者自行放置,于睡前洗净双手或戴无菌手套,用一手示指将药片或栓剂向阴道后壁推进至示指完全伸入为止。每晚 1 次,10 次为 1 疗程(图 1-56)。

2. 涂擦法　适用于液体或软膏状药物,用长棉签蘸药物均匀涂擦阴道或宫颈病变部位。常用于治疗宫颈炎、阴道炎。

3. 喷洒法　适用于粉末状药物。常用于阴道炎病人的治疗。可用喷雾器喷洒,使药物粉末均匀散布在炎性组织表面。

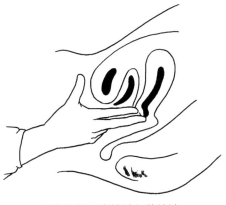

图 1-56　直接纳入药片法

4. 宫颈棉球上药　适用于宫颈亚急性或急性炎症伴有出血者。常用药物有消炎止血粉、抗生素等。操作时,用阴道窥器暴露宫颈,用长镊子夹持带尾线的蘸药棉球抵压宫颈止血面,按压片刻后取出阴道窥器,再取出长镊子,将宫颈棉球留于阴道,尾线露出于阴道口外。嘱患者 12~24 小时后自行牵拉尾线取出。

(二)操作流程

1. 评估　患者评估:核对受检者信息,评估心理准备程度,婚姻状况,膀胱充盈情况,是否在月经期,对操作目的的知晓情况及合作程度。环境评估:是否能够保护患者的隐私,是否整洁、安静,温度适宜,光线是否充足。

2. 计划　护士着装规范,修剪指甲,洗手,戴口罩;物品准备齐全,摆放整齐;患者了解操作目的,愿意配合,已排空膀胱;操作室环境安静,室温及光线适宜,注意保护患者隐私。

3. 实施

(1)核对解释:再次核对患者床号、姓名,解释操作流程,屏风遮挡,注意保暖。

(2)协助患者取膀胱截石位,脱下一条裤腿,为患者穿好腿套保暖,臀下铺橡胶单或一次性垫单,暴露外阴部。戴一次性手套。

(3)上药前应先行阴道灌洗或坐浴。

(4)将阴道窥器两叶合拢,左手示指和拇指将两侧小阴唇分开,暴露阴道口。右手持阴道窥器斜行插入阴道口,沿阴道后壁缓慢插入阴道内,边旋转边向上向后推进,并将两叶转平、张开,直至暴露宫颈。

(5)拭去宫颈黏液或炎性分泌物,使药物直接接触炎性组织面。

(6)根据患者具体情况选用合适的上药方法,如局部用药、喷雾器上药、阴道后穹隆塞药或宫颈棉球上药。

(7)协助患者整理衣裤,扶其坐起或取舒适体位。

(8)进行健康教育。

(9)洗手、记录。

4. 评价 沟通流畅;操作规范、熟练;与患者配合良好,注意遮挡和保暖;操作中体现人文关怀。

【注意事项】

1. 涂药用棉签必须捻紧,涂药时应按同一方向旋转,以防棉花落入阴道。

2. 栓剂或片剂最好晚上睡前上药,以免起床后脱出影响疗效。

3. 未婚妇女上药时不用阴道窥器,可用细长棉签涂擦或送入。

4. 上非腐蚀性药物时,应转动阴道窥器,使阴道四壁均能涂布药物。

5. 应用腐蚀性药物时,要注意保护阴道壁及正常组织。上药前应将纱布或小棉球垫于阴道后壁及后穹隆部,以免药液向下流灼伤正常组织。药物涂好后用棉球吸干,即刻如数取出所垫的纱布或棉球。

6. 经期或子宫出血者不宜阴道及宫颈上药;用药期禁止性生活。

【考核标准】

表 1-13 阴道及宫颈上药考核标准(100 分)

项目		分值	考评内容及要求	评分等级			得分	存在问题
				A	B	C		
素质要求		5	衣帽整洁、举止端庄、语言恰当、态度和蔼	5	4	3		
评估	患者	5	核对患者,了解其婚姻状况,是否在月经期,心理状态及合作程度	2	1	0		
			一般情况,外阴、阴道及宫颈情况	1	0	0		
			患者病史	1	0	0		
			膀胱是否充盈	1	0	0		
	环境	5	是否安静、清洁、私密,适宜操作	5	3	1		
准备	操作者	1	修剪指甲、洗手、双手要温暖	1	0	0		
	用物	2	备齐用物,摆放整齐	2	1	0		
	患者	1	了解操作目的,愿意配合,已排空膀胱	1	0	0		
	环境	1	调节室温,光线适宜,保护受检者隐私	1	0	0		
实施	核对解释	5	再次核对患者信息	2	1	0		
			解释操作流程及注意事项	2	1	0		
			取膀胱截石位	1	0	0		

项目		分值	考评内容及要求	评分等级			得分	存在问题
				A	B	C		
实施	阴道或宫颈上药	50	脱下一条裤腿,为受检者穿好腿套保暖	5	3	1		
			给患者臀下垫一橡胶单或一次性垫单	5	3	1		
			先行阴道灌洗或坐浴	5	3	1		
			拭去宫颈黏液或炎性分泌物	7	5	3		
			局部用药	7	5	3		
			喷雾器上药	7	5	3		
			阴道后穹隆上药	7	5	3		
			宫颈棉球上药	7	5	3		
	操作后处理	5	协助患者坐起,穿衣	2	1	0		
			进行健康教育	2	1	0		
			整理床单元及用物,洗手,记录	1	0	0		
评价	患者	3	能知晓操作的目的,配合操作,无意外发生,体位舒适	1	0	0		
			配合操作	1	0	0		
			无意外发生,体位舒适	1	0	0		
	操作者	7	方法正确、动作轻巧	3	2	1		
			关心患者,沟通有效	4	3	2		
提问		10	对操作目的、注意事项能熟练作答	5	3	1		
			对相关知识能熟练作答	5	3	1		

注:A级评分等级表示动作熟练、规范、无漏误,与患者沟通自然;B级表示动作欠熟练、规范,有 1~2 处漏误,与患者沟通不自然;C级表示动作不熟练,有 3~4 处漏误,与患者无沟通。

(胡俊妹)

实训十四　坐　　浴

坐浴可通过水温和药物作用促进局部血液循环,增强局部抵抗力,减轻炎症和疼痛,并能达到局部清洁的目的,有利于组织恢复。是临床常用治疗各种外阴和阴道炎症的辅助手段以及术前准备的简便方法之一。

【实训目的与要求】

1. 能叙述坐浴的目的、操作流程及注意事项。
2. 能独立完成坐浴前的准备;会配制坐浴液及为患者实施坐浴。

3. 能教会患者在家自行完成坐浴。

4. 能关心体贴患者,进行有效沟通。

【实训准备】

1. 物品　坐浴盆 1 个,高度 30cm 的坐浴架 1 个,无菌纱布 1 块,手消毒液。按病情需要配制坐浴溶液。

2. 环境　安静,整洁,私密,室温 20~22℃,湿度 55%~65%。

【实训方法】

（一）坐浴种类

1. 热浴　水温在 41~43℃,适用于渗出性病变及急性炎性侵入,可先熏后坐,坐浴 20~30 分钟左右。

2. 温浴　水温在 35~37℃,适用于慢性盆腔炎、手术前准备。

3. 冷浴　水温 14~15℃,刺激肌肉神经,使其张力增加,改善血液循环。适用于膀胱阴道松弛、性无能及功能性无月经等,持续 2~5 分钟即可。

（二）配制溶液

1. 滴虫性阴道炎　临床上常用 0.5% 醋酸溶液、1% 乳酸溶液或 1：5000 高锰酸钾溶液。

2. 阴道假丝酵母菌病　一般用 2%~4% 碳酸氢钠溶液。

3. 萎缩性阴道炎　常用 0.5%~1% 乳酸溶液。

4. 外阴炎及其他非特异性阴道炎、外阴阴道手术前准备　可用 1：5000 高锰酸钾溶液;0.05% 的碘伏溶液;中成药如洁尔阴、肤阴洁等溶液。

（三）操作流程

1. 评估　评估患者健康史及一般情况,有无发热,是否在月经期,有无阴道流血;外阴皮肤情况,阴道、宫颈及分泌物性状等;患者对坐浴的认知水平及合作程度。

2. 计划　护士着装规范,修剪指甲,洗手,戴口罩;物品准备齐全,摆放整齐;患者了解操作目的,愿意配合,已排空膀胱、初步清洁外阴;操作室环境安静,室温及光线适宜,注意保护受检者隐私。

3. 实施

（1）核对解释:再次核对患者床号、姓名,解释操作流程,屏风遮挡。

（2）按比例配制好所需溶液 2000ml,水温 41~43℃。

（3）将坐浴盆置于坐浴架上。

（4）嘱患者将全臀和外阴浸泡于溶液中,持续 20 分钟。

（5）结束后用无菌纱布蘸干外阴部。

（6）协助患者整理衣裤,扶其坐起或取舒适卧位。

（7）整理用物,分类归放原处。

（8）进行健康教育。

（9）洗手,记录。

4. 评价　沟通流畅;操作规范、熟练;与患者配合良好,注意遮挡和保暖;操作中体现人文关怀。

【注意事项】

1. 月经期妇女、阴道流血者、孕妇及产褥期的产妇禁止坐浴。
2. 坐浴溶液应严格按比例配制，浓度过高容易造成黏膜烧伤，浓度太低影响坐浴效果。
3. 水温适中，不能过高，以免烫伤皮肤。
4. 坐浴前先将外阴及肛门周围擦洗干净。
5. 坐浴时需将臀部及外阴全部浸入药液中。
6. 注意保暖，以防受凉。

【考核标准】

表 1-14　坐浴考核标准（100 分）

项目		分值	考评内容及要求	评分等级			得分	存在问题
				A	B	C		
素质要求		5	衣帽整洁、举止端庄、语言恰当、态度和蔼	5	4	3		
评估	患者	5	核对患者，了解其心理状态及合作程度	2	1	0		
			白带、外阴、阴道及宫颈情况	1	0	0		
			患者病史	1	0	0		
			膀胱是否充盈	1	0	0		
	环境	5	是否安静、清洁、私密，适宜操作	1	0	0		
准备	操作者	1	修剪指甲、洗手、双手要温暖	1	0	0		
	用物	2	备齐用物，摆放整齐	2	1	0		
	患者	1	了解操作目的，愿意配合，已排空膀胱	1	0	0		
	环境	1	调节室温、光线适宜，保护受检者隐私	1	0	0		
	观察解释	5	再次核对患者，解释操作流程	2	1	0		
			遮挡患者，清洗外阴	3	2	1		
	坐浴	45	按比例配制好所需溶液 2000ml	8	5	2		
			水温 41~43℃	8	5	2		
			将坐浴盆置于坐浴架上	5	3	1		
			脱下裤腿	5	3	1		
			嘱患者将全臀和外阴部浸泡于溶液中	8	5	2		
			持续 20 分钟左右	6	4	2		
			无菌纱布蘸干外阴部	5	3	1		

续表

项目		分值	考评内容及要求	评分等级			得分	存在问题
				A	B	C		
准备	操作后处理	10	撤离坐浴盆,并整理用物	3	1	0		
			进行健康教育	4	2	1		
			洗手,记录	3	1	0		
评价	患者	3	能知晓操作的目的	1	0	0		
			配合操作	1	0	0		
			无意外发生、体位舒适	1	0	0		
	操作者	7	方法正确、动作轻巧	3	2	1		
			关心患者,沟通有效	4	3	2		
提问		10	对操作目的、注意事项能熟练作答	5	3	1		
			对相关知识能熟练作答	5	3	1		

注:A 级评分等级表示动作熟练、规范、无漏误,与患者沟通自然;B 级表示动作欠熟练、规范,有 1~2 处漏误,与患者沟通不自然;C 级表示动作不熟练,有 3~4 处漏误,与患者无沟通。

（胡俊妹）

实训十五　会阴湿热敷

会阴湿热敷有促进血液循环,加快局部新陈代谢,增强白细胞的吞噬功能,并可刺激局部组织的生长和修复,有利于伤口的消炎、消肿及愈合。适用范围:会阴伤口硬结及早期感染者,会阴部水肿者,会阴部血肿吸收期者。

【实训目的与要求】

1. 掌握会阴湿热敷的准备及方法。
2. 能对患者进行护理评估,说出会阴湿热敷的护理措施及注意事项。
3. 能关心患者,进行有效沟通。

【实训准备】

1. 物品　一次性垫巾 2~3 块,弯盘,镊子 2 把,无菌干纱布 2~3 块,热水袋,带盖容器(内盛加热的 50% 硫酸镁或 95% 的乙醇若干),红外线灯 1 台。必要时备会阴擦洗用物。
2. 环境　安静,整洁,私密,室温 24~26℃,湿度 55%~65%。

【实训方法】

1. 评估　受检者评估:核对患者信息,评估患者的病情、生命体征、分娩方式及理解配合程度,膀胱充盈情况,会阴部皮肤清洁度、伤口愈合情况,有无红、肿、热、痛。环境评估:是否安静、整洁、温湿度适宜,是否保护患者隐私。

2. 计划　操作者着装整洁,修剪指甲,洗净并温暖双手,戴口罩帽子。备齐用物,关闭门窗,调节室温,如在病房操作,需请无关人员离开,遮挡患者。向患者说明实施此操作的目的,请患者排空膀胱。

3. 实施

(1)核对解释:携用物至床旁,再次核对患者姓名及床号。对第一次接受操作者,详细解释操作过程,使其了解并配合。

(2)安置体位:确认患者已排尿,嘱其仰卧,取膀胱截石位或两腿屈曲稍外展,协助脱去对侧裤腿,臀下垫一次性垫巾,充分暴露会阴部。

(3)按会阴擦洗方法擦洗会阴(口述)。

(4)从带盖容器中,用无菌镊子将浸50%硫酸镁或95%乙醇的纱布拎起夹出,待温度适宜后覆盖于需要热敷位(图1-57),一次性垫巾的塑料面朝内盖于纱布上,酌情用热水袋保温,嘱患者双腿夹好,盖上棉被;或用红外线灯照射。

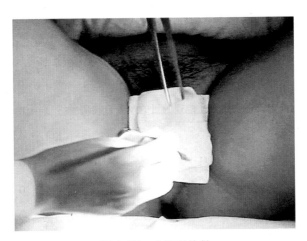

图 1-57　会阴湿热敷

(5)一次热敷约15~30分钟。

(6)热敷完毕,更换清洁会阴垫,有伤口则进行伤口换药。帮助患者穿好衣服,取舒适卧位。整理床单元,清理用物,嘱患者休息,开窗通风。

(7)整理用物,终末处理,洗手、记录签字。

【注意事项】

1. 严格遵循无菌操作原则,动作轻稳、规范。

2. 湿热敷的温度为41~48℃,热敷范围为病损范围的2倍,热敷时间为15~30分钟,每日2次。

3. 在热敷过程中要注意观察热敷部位局部皮肤状况,听取患者的反映,避免热敷布的温度过高,导致患者局部组织烫伤,尤其是休克、昏迷以及皮肤感觉不灵敏者,应密切观察皮肤颜色,警惕烫伤。

【考核标准】

表 1-15　会阴湿热敷考核标准（100 分）

项目		分值	考评内容及要求	评分等级			得分	存在问题
				A	B	C		
素质要求		5	衣帽整洁、举止端庄、仪表大方、语言恰当、态度和蔼	5	4	3		
评估	患者	4	评估患者的病情、生命体征、分娩方式及理解配合程度	2	0	0		
			会阴部皮肤清洁度、伤口愈合情况,有无红、肿、热、痛	2	0	0		
	环境	2	是否安静、清洁、私密,适宜操作	2	1	0		
准备	操作者	2	修剪指甲,洗净并温暖双手,带口罩帽子	2	1	0		
	用物	3	备齐用物、性能良好、放置合理	3	2	1		
	环境	2	调节室温,光线适宜,遮挡受检者	1	0	0		
			仅相关人员在场（口述）	1	0	0		
	患者	2	向患者说明实施此检查的目的及配合技巧	1	0	0		
			嘱患者排空膀胱	1	0	0		
实施	观察解释	5	再次核对患者信息	1	0	0		
			对第一次接受操作者,详细解释	1	0	0		
			协助患者摆放体位,充分暴露会阴部,臀下垫一次性垫巾	3	2	1		
	湿热敷	45	按会阴擦洗方法擦洗会阴	15	10	5		
			夹取、放置浸有硫酸镁或乙醇的敷料,一次性垫单的塑料面朝内盖于敷料上,酌情用热水袋保温,嘱受检者双腿夹好,盖上棉被	15	15	5		
			或用红外线灯照射	5	3	1		
			密切观察热敷部位皮肤情况	5	3	1		
			热敷完毕,更换清洁会阴垫,有伤口者则进行伤口换药	5	3	1		
	操作后处理	10	整理床单元,清理用物	3	2	0		
			嘱患者休息,开窗通风	2	1	0		
			整理用物,终末处理	3	2	0		
			洗手、记录签字	2	1	0		

续表

项目		分值	考评内容及要求	评分等级			得分	存在问题
				A	B	C		
评价	孕妇	3	能知晓操作的目的	1	0	0		
			配合操作	1	0	0		
			无意外发生,体位舒适	1	0	0		
	操作者	7	方法正确、动作轻巧	3	2	1		
			关心患者,沟通有效	4	3	2		
提问		10	对操作目的、注意事项能熟练作答	5	3	1		
			对相关知识能熟练作答	5	3	1		

　　注:A级评分等级表示动作熟练、规范、无漏误,与患者沟通自然;B级评分等级表示动作欠熟练、规范,有1~2处漏误,与患者沟通不自然;C级评分等级表示动作不熟练,有3-4处漏误,与患者沟通。

（王婷婷）

第二章

妇产科常用诊疗技术及护理配合

产科常用诊疗技术及护理配合

实训十六　会阴切开缝合术

会阴切开缝合术是产科最常见的手术,主要为避免会阴及盆底组织严重撕裂伤,减少会阴阻力,缩短第二产程,以利于胎儿娩出。常用的切开方式有会阴斜侧切开及正中切开两种。

【实训目的与要求】

1. 能正确叙述会阴切开的目的、适应证、方法。
2. 能熟练地配合会阴切开缝合术的操作。
3. 能关心体贴产妇,进行有效沟通。

【适应证】

1. 会阴较紧、会阴体长、组织坚韧或巨大儿可能发生严重裂伤者;
2. 需行阴道助产术者(产胎头吸引术或臀位助产术);
3. 胎儿宫内窘迫或妊娠合并症、并发症需缩短第二产程者;
4. 各种原因所致的轻度头盆不称,需经阴道分娩者;
5. 第二产程延长者;
6. 预防早产儿颅内出血。

【实训准备】

1. 物品　产床,分娩模型,敷料产包 1 个,20ml 注射器 1 个,纱布若干,0.5%~1% 普鲁卡因 20ml 或 0.5% 利多卡因 20ml,生理盐水以及急救药品等。
2. 器械　器械产包 1 个(血管钳 4 把、持针器 1 把、侧切剪 1 把、线剪 1 把、有齿镊 1 把、弯盘 1 个),缝合线。
3. 环境　安静,整洁,私密,光线适宜,室温 24~26℃,湿度 55%~65%。

【操作方法】

1. 体位　产妇取膀胱截石位,常规消毒后铺巾。
2. 麻醉　临床上常选用阴部神经阻滞麻醉(图 2-1)或局部浸润麻醉(图 2-2)。
3. 会阴切开

(1)会阴斜侧切开术:通常行会阴左斜侧切术。术者左手示指、中指伸入阴道,置于胎先露和阴道后侧壁之间将阴道壁撑开,右手将会阴剪自会阴后联合中线向左侧 45° 方向放入,剪刀应垂直会阴组织(图 2-3),待宫缩高峰期时,嘱产妇屏气用力,当会阴高度膨隆时,将会阴全层一次性剪开,切口长度视需要而定,一般为 3~5cm。

(2) 会阴正中切开术:自会阴联合正中点向肛门方向垂直切开约 2~3cm,即切开会阴中心腱,避免损伤肛门外括约肌(图 2-4)。

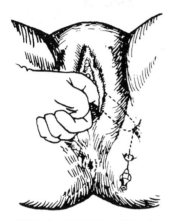

图 2-1　阴部神经阻滞麻醉

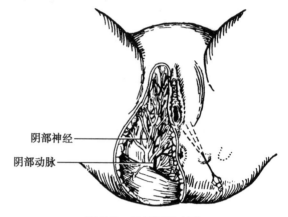

阴部神经

阴部动脉

图 2-2　局部浸润麻醉

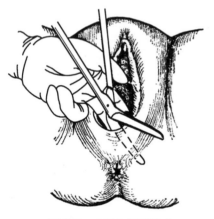

图 2-3　会阴左斜侧切术

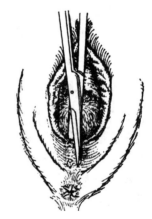

图 2-4　会阴正中切开术

4. 缝合　胎儿胎盘娩出后,阴道内放置有尾纱布卷压迫,以防宫腔血液影响视野,检查产道其他部位有无撕裂伤,开始逐层缝合阴道黏膜(图 2-5)、肌层(图 2-6)、皮下组织及皮肤(图 2-7)。自切口顶端上方 0.5cm 处开始缝合,缝合中勿留死腔,组织对合整齐、松紧适宜,以恢复其正常解剖关系。

5. 缝合后检查　取出阴道内有尾纱布卷,常规行肛门指检,检查有无血肿、缝线是否穿透直肠黏膜等。

【护理配合】

1. 术前护士应为术者提供分娩过程中所需要的各种器械、药物、敷料、针、线等。

2. 术中注意观察产妇的身心变化,提供心理支持。

3. 术后为产妇垫好会阴垫,注意保暖。严密监测生命体征、宫缩及阴道流血、会阴切口等情况。

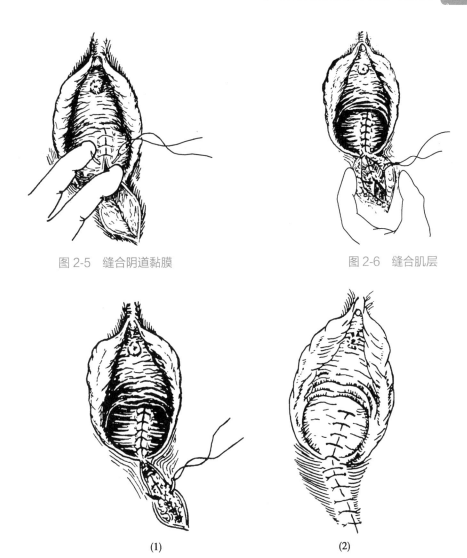

图 2-5　缝合阴道黏膜　　　　　　图 2-6　缝合肌层

(1)　　　　　　　　　　　(2)

图 2-7　缝合皮下组织及皮肤

4. 术后指导产妇保持外阴清洁、干燥,勤换会阴垫,会阴擦洗 2 次/日,每次大小便后及时清洗外阴。建议产妇以健侧卧位休息为主,以免恶露浸渍切口,影响愈合。

5. 注意观察切口有无渗血、血肿、硬结或脓性分泌物,若有异常及时报告医生处理。

（施　凤）

实训十七　胎头吸引术

胎头吸引术是利用负压原理,借助胎头吸引器通过牵引协助胎儿娩出的一种助产手术。目前常用的有直形、牛角形和扁圆形的胎头吸引器（图 2-8）。

【实训目的与要求】

1. 能正确叙述胎头吸引术的目的、适应证和操作方法。

2. 能熟练配合完成胎头吸引术的操作。

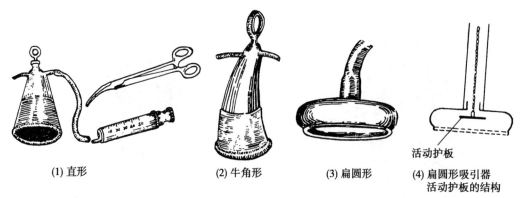

活动护板

(1) 直形　　　　(2) 牛角形　　　　(3) 扁圆形　　　(4) 扁圆形吸引器
　　　　　　　　　　　　　　　　　　　　　　　　　活动护板的结构

图 2-8　直形、牛角形、扁圆形胎头吸引器

3. 能关心体贴产妇,进行有效沟通。

【适应证】

1. 缩短第二产程,常用于产妇患有妊娠期高血压疾病、心脏病或胎儿有宫内窘迫者。
2. 宫缩乏力,第二产程延长者。
3. 曾有剖宫产史或子宫壁有瘢痕者。
4. 持续性枕横位、持续性枕后位。
5. 胎头内旋转受阻,徒手旋转不成功,需要协助胎头旋转者。

【实训准备】

1. 物品　产床,分娩模型,电动负压吸引器或 50ml 注射器 1 个,无菌润滑油,一次性导尿管。余同会阴切开缝合术。
2. 器械　胎头吸引器 1 个,血管钳 2 把。
3. 环境　安静,整洁,私密,光线适宜,室温 24~26℃,湿度 55%~65%。

【操作方法】

1. 准备
(1) 向产妇说明胎头吸引术的目的及方法,取得产妇的积极配合,家属签字并告知产妇情况及可能发生的并发症。
(2) 产妇取屈膝仰卧位,消毒、铺巾、导尿。行阴道检查进一步确定是否具备胎头吸引术的必备条件。
(3) 检查胎头吸引器有无损坏、漏气、橡皮套是否松动,将橡皮管接在胎吸的空头管柄端,连接负压装置。
2. 行会阴切开术　初产妇或经产妇会阴较紧者宜先行会阴左斜侧切开术。
3. 放置胎头吸引器　将吸引器开口端涂上无菌润滑油,一手示指、中指伸入阴道并撑压阴道后壁,另一手持胎头吸引器沿阴道后壁缓慢滑入,使边缘与胎头贴紧,避开囟门(图 2-9)。检查吸引器四周,了解吸引器是否紧贴头皮(图 2-10),若阴道软组织及宫颈组织夹于吸引器与胎头之间,用手将其推出。检查无误后调整吸引器牵引柄,使之与胎头矢状缝方向一致,以作为旋转胎头的标记。

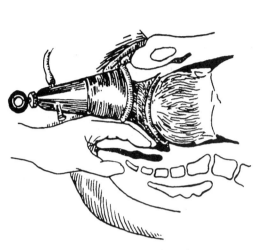

图 2-9　放置胎头吸引器

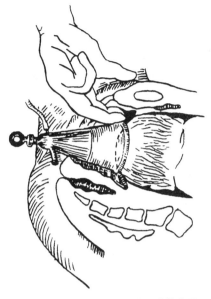

图 2-10　检查胎头吸引器附着位置

4. 抽吸负压　有两种方法。

（1）注射器抽吸法：术者左手扶持吸引器，右手持血管钳，助手用 50ml 注射器分次从橡皮管抽出空气（图 2-11）。一般抽气 150~180ml，负压达到 200~300mmHg 后，用血管钳夹紧橡皮接管，胎头在缓慢负压下形成产瘤再牵引；

（2）电动吸引器抽吸法：将吸引器牵引柄气管上的橡皮管与电动吸引器的橡皮管相连接，然后开动吸引器抽气，使负压达 200~300mmHg。

5. 牵引　胎头顶部产瘤形成后，宫缩时顺骨盆轴方向缓慢牵引（图 2-12）。如胎头位置不正，可以边牵引边旋转。同时注意指导产妇屏气用力，并保护好会阴。吸引时间一般在 10 分钟以内，牵引过程中滑脱重新放置不超过 2 次。2 次失败后改用产钳或剖宫产。

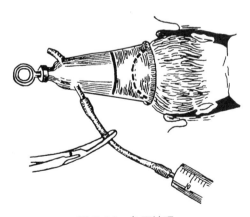

图 2-11　负压抽吸

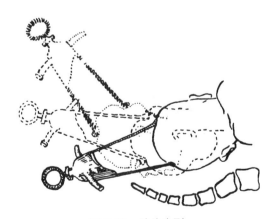

图 2-12　胎头牵引

6. 取下吸引器　当胎头双顶径牵出阴道后，立即松开维持负压的血管钳，解除负压，轻轻取下吸引器，按正常分娩机转协助胎儿娩出。术毕检查宫颈及阴道，有裂伤时立即缝合。

【护理配合】

1. 向产妇解释操作的目的及方法,以消除产妇紧张情绪;同时手术过程中密切观察子宫收缩及胎心情况,指导产妇正确使用腹压。

2. 胎头吸引助产后及时观察产妇有无肛门坠胀感,防止阴道壁血肿发生;观察切口愈合情况,保持会阴部清洁,大小便通畅;建议产妇尽早进行盆底功能训练,减少产后尿失禁等并发症。

3. 新生儿按手术产儿处理,认真进行体格检查,尤其注意产瘤位置与大小、有无头皮损伤、血肿、水肿。密切观察新生儿面色、呼吸、哭声、心率、神志等情况。

（施　凤）

实训十八　产　钳　术

产钳术是应用产钳牵拉胎头协助胎儿娩出的手术。根据放置产钳时胎头在盆腔内位置的高低分为出口产钳、低位产钳、低中位产钳、中位产钳、中高位产钳和高位产钳,后两种助产手术因其对胎儿损伤较大,临床较少使用。目前低位产钳较常用。

产钳的大小和形状多种多样,最常见是短弯型产钳（Simpson 产钳）和臀位后出头产钳。产钳主要由两个交叉的叶组成,即左、右叶。每叶有 4 个部分:钳叶（钳匙）、钳胫、钳锁及钳柄（图 2-13）。钳叶有 2 个弯度,头弯和盆弯,头弯以适应胎头的形状,盆弯适应产道的弯曲度,以最大程度与骨盆轴符合,减少对胎头和产妇产道的损伤。

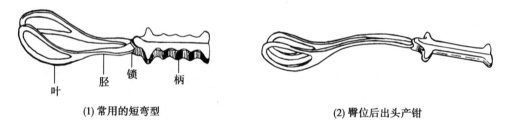

(1) 常用的短弯型　　　　　　　　　　　(2) 臀位后出头产钳

图 2-13　常用产钳及其结构

【实训目的与要求】

1. 能正确叙述产钳术的目的、适应证和方法。
2. 能熟练配合完成产钳术的操作。
3. 能关心体贴产妇,进行有效沟通。

【适应证】

1. 同胎头吸引术;
2. 估计胎头吸引术因阻力大可能失败者;
3. 胎头吸引术助产失败,且胎头双顶径达坐骨棘下 2cm,不宜改剖宫产结束分娩者;
4. 臀位初产妇如软产道紧,胎儿较大,后出头有困难者,或者颏前位娩出困难者。

【实训准备】

1. 物品　产床,分娩模型,无菌润滑油治疗车,污物桶,立灯等。

2. 器械　无菌产钳 1 把,新生儿吸引器 1 台,一次性吸痰管 1 根,面罩 1 个,吸氧装置,新生儿抢救物品等。余同胎头吸引术。

3. 环境　安静,整洁,私密,光线适宜,室温 24~26℃,湿度 55%~65%。

【操作方法】

1. 准备　产妇取屈膝仰卧位,外阴冲洗与消毒、铺巾、导尿,行阴道检查,进一步确定是否具备产钳术的必备条件。

2. 行会阴斜侧切开术　初产妇或经产妇会阴较紧者,宜先行会阴左斜侧切开术。

3. 放置产钳　产钳叶涂抹润滑油。术者右手四指并拢伸入胎头与左侧阴道壁之间,再次查清胎儿耳廓方位确定胎方位,并触及胎耳;左手持左叶钳柄,将左钳叶沿右手掌面伸入手掌与胎头之间,在右手引导下将钳叶缓缓向胎头左侧及深部推进,将钳叶置于胎头左侧顶颞部(图 2-14),钳叶与钳柄与地面平行,由助手持钳柄固定;将右叶钳柄同法置于胎头右侧(图 2-15)。

4. 扣合钳锁　产钳右叶在上,左叶在下,两钳叶柄平行交叉,扣合锁住,钳柄对合(图 2-16)。

5. 检查钳叶位置　检查钳叶是否放置胎耳前,钳叶有无夹住宫颈组织及其他软组织。

6. 试牵引　目的是防止正式牵引时产钳滑脱。一手扣握钳柄向外牵引,另一手固定于握钳的手背部,其示指抵住胎先露,向下缓慢牵拉;如示指尖远离胎头,则表示产钳从胎头上已滑脱,须重新放置;如指尖随产钳下降未离开胎头,则表示位置正确,可正式牵引(图 2-17)。

7. 牵拉产钳　术者左手掌面朝上,中、示指由钳柄下面钩住横突,另一手掌面朝下,中、示指由钳柄上面钩住横突。宫缩时使用臂力向下、向外牵引;宫缩间歇期,将锁扣稍放松,以缓解产钳对胎头的压力,按产轴方向进行牵引(图 2-18)。当胎头枕骨结节越过耻骨弓下方时,逐渐将钳柄向上提,使胎头逐渐仰伸而娩出。

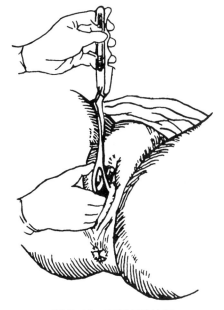

图 2-14　产钳左叶放置

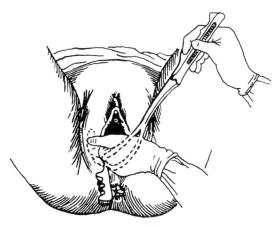

图 2-15　产钳右叶放置

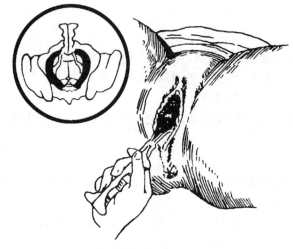

图 2-16 扣合

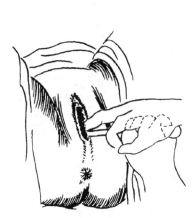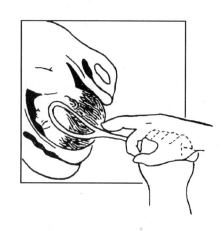

图 2-17 试牵产钳

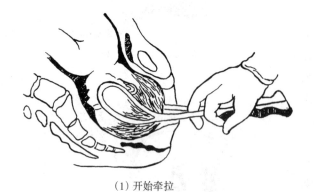

（1）开始牵拉

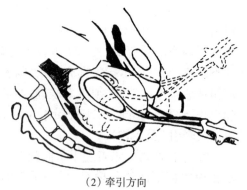

（2）牵引方向

图 2-18 按产轴方向牵引

8. 卸下产钳 当胎头仰伸，额部娩出后，即松解锁扣，先取下右叶，再取下左叶（图 2-19），钳叶顺胎头缓缓滑出。然后按分娩机转娩出牵出胎体，协助胎盘胎膜娩出。

9. 检查软产道 用阴道拉钩及无齿卵圆钳暴露，检查软产道有无撕裂，按层缝合。

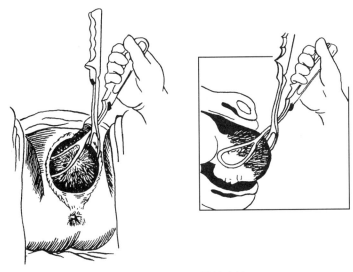

图 2-19　取出产钳的方法

【护理配合】

1. 术中有专人陪伴在产妇身旁,给予心理支持,缓解紧张情绪,指导产妇正确使用腹压。

2. 产后及时检查产妇有无软产道损伤,并及时修补;观察有无肛门坠胀感,防止阴道壁血肿发生;仔细检查新生儿有无面部头皮擦伤、颅骨损伤、眼球压伤等产伤;要少搬动新生儿,密切观察新生儿面色、呼吸、哭声、心率等情况。常规肌注维生素 K_1,预防颅内出血。

3. 产妇在分娩过程中体力消耗大,产后让其卧床休息,消除疲劳,恢复体力。每日消毒外阴,观察切口愈合情况。注意子宫收缩、阴道流血及排尿情况。

4. 建议产妇尽早进行盆底功能训练,减少产后尿失禁等并发症。

（施　凤）

实训十九　臀位助产术

臀位分娩包括自然分娩、臀位助娩术和臀位牵引术。臀位牵引术娩出新生儿死亡率高,目前已逐渐被剖宫产术取代。臀位助娩术是部分胎体自然分娩出至脐轮处,助产者按臀位分娩机制协助胎臀、胎肩及胎头娩出。臀位助产术分为堵臀法和扶着法,以下仅介绍堵臀法。

【实训目的与要求】

1. 熟悉臀位助产术的手术步骤。
2. 能熟练进行术中配合及术后护理。
3. 能关心体贴产妇,进行有效沟通。

【适应证】

1. 堵臀法用于完全臀位或不完全臀位;
2. 估计胎儿体重 <3500g;
3. 骨产道及软产道无异常,宫口已开全;

4. 胎儿无宫内窘迫。

【实训准备】

1. 物品　产包,会阴麻醉及会阴切开缝合用物,新生儿处理及复苏用物,无菌导尿管。婴儿包(有外包被、衣裤、尿布、手圈及胸牌)等。

2. 器械　分娩模型,新生儿模型,产床,治疗车,出头产钳,婴儿电子秤,新生儿远红外线抢救床,早产儿保暖箱。

3. 环境　安静,整洁,私密,光线适宜,室温24~26℃,湿度55%~65%。

【操作方法】

1. 准备　产妇取膀胱截石位,常规消毒外阴,铺巾,导尿。

2. 堵臀　从阴道外口见胎足暴露时开始堵臀,用无菌治疗巾盖住阴道外口,手掌着力点在会阴体部,当子宫收缩开始时,向骨盆轴方向用力以阻止胎足过早脱出阴道(图2-20),使子宫收缩反射性增强,迫使胎臀下降,胎臀与下肢共挤入盆底,促进阴道充分扩张、宫口逐渐开全,至准备助产。

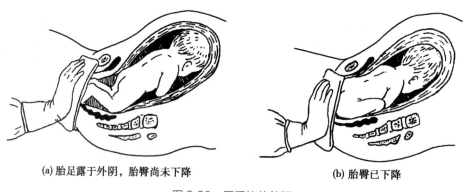

(a) 胎足露于外阴,胎臀尚未下降　　　　　(b) 胎臀已下降

图 2-20　用手堵住外阴

3. 麻醉　双侧阴部神经阻滞麻醉。

4. 会阴侧切术　阴道检查符合臀位助娩术条件,宫口开全,当子宫收缩会阴膨起时行侧切术。

5. 娩出臀部　当产妇向下屏气强烈,堵臀的手掌感到较大冲力时,助产者手掌放松,胎臀及下肢降至阴道。

6. 娩出下肢　术者用治疗巾包住胎臀,双手拇指放在胎儿骶部,其余各指握持胎儿髋部,随着子宫收缩轻轻牵引并旋转,使骶部慢慢地边下降边转至正前方,以利双肩径衔接下降(图2-21)。此时术者应注意双手勿握胎儿胸腹部,以免损伤内脏。

7. 娩出肩部　当脐部娩出时,将脐带轻轻向外拉出数厘米,以免继续牵引时过度牵拉。慢慢将胎背转回原侧位,使双肩径与骨盆出口前后径保持一致,同时胎头入盆。继续向外、向下牵引胎臀,使前肩暴露在耻骨

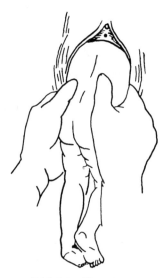

图 2-21　扶臀、旋转

联合下,术者示、中指沿胎肩滑向胎儿肘部,勾住肘关节顺势拔出。轻轻上举胎体,后肩及胎儿后方上肢自会阴体前娩出(图2-22)。

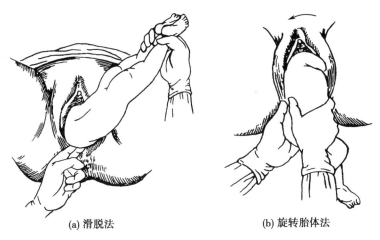

(a) 滑脱法　　　　　　　(b) 旋转胎体法

图 2-22　娩出胎肩与上肢

8. 娩出胎头　胎背及上肢娩出后放低胎体,将胎背转至前方,助手在产妇耻骨联合上方施以适当压力,协助胎儿保持俯屈、入盆(图2-23),胎头枕骨达耻骨联合下时,将胎体慢慢上举,胎头以枕部为支点,使下颌、口、鼻、眼、额相继娩出(图2-24)。若牵引失败,立即改用后出头产钳助产。

9. 检查　软产道胎盘胎膜娩出后,仔细检查宫颈、阴道及会阴有无裂伤,并予及时修补。

【护理配合】

1. 术前准备
(1) 了解产妇一般情况,产程进展及胎儿情况,胎方位、胎先露位置,有无头盆不称。
(2) 向产妇及家属说明接产方式,消除顾虑,以取得合作。
(3) 建立静脉输液通道,遵医嘱必要时滴注缩宫素加强子宫收缩。
(4) 持续胎心监护,监测胎心及子宫收缩,防止脐带先露或脱垂。
(5) 做好外阴冲洗消毒、铺巾、导尿、麻醉及会阴切开等准备。

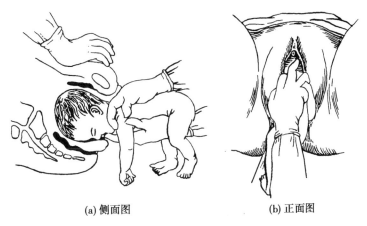

(a) 侧面图　　　　　　　(b) 正面图

图 2-23　胎头牵出法

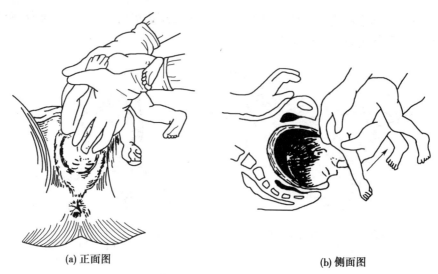

(a) 正面图　　　　　　　　　　　　　(b) 侧面图

图 2-24　胎头即将娩出

2. 术者配合

（1）堵臀时需注意勿挤压或挫伤外阴；胎儿脐带娩出后，应在 2~3 分钟内娩出胎头，最多不超过 8 分钟。

（2）胎头娩出时不可强行按水平方向往外牵拉，避免用力过猛，导致胎儿产伤。助手在产妇耻骨联合上方施以适当压力，协助胎儿娩出。

（3）胎儿胎盘娩出后，常规检查有无软产道损伤、血肿，并及时修补；有先兆或完全子宫破裂者，应立即剖腹探查，按破裂程度与部位决定手术方式。密切观察新生儿面色、呼吸、哭声、心率等情况。

3. 产后护理

（1）胎儿娩出后认真查体，注意有无颅脑、肩及臂丛神经损伤及有无软产道损伤。新生儿出生后要少搬动，常规肌注维生素 K_1 1mg，预防颅内出血。

（2）产妇留产房观察 2 小时，监测生命体征，询问有无肛门坠胀感等，若无异常可转至产科病房。

（3）整理接产用物，彻底清洗后待消毒。填写好产时记录，术者签名。

（4）指导产妇保持会阴部清洁，大小便通畅，促进母乳喂养。建议产妇尽早进行盆底功能训练，减少产后尿失禁等并发症。

（马常兰）

实训二十　剖宫产术

剖宫产术（cesarean section）是指妊娠≥28 周经腹切开子宫取出胎儿及其附属物的手术。手术也存在感染、出血和脏器损伤的危险，故决定行剖宫产术应慎重。手术方式有子宫下段剖宫产、子宫体部剖宫产和腹膜外剖宫产。本节主要叙述子宫下段剖宫产。

【实训目的与要求】

1. 了解剖宫产术的目的、适应证，熟悉操作步骤。

2. 能熟练进行剖宫产术的术前准备、术中配合及术后护理配合。

3. 能关心体贴产妇,进行有效沟通。

【适应证】

1. 母体方面

(1) 产道异常:如骨盆狭窄、头盆不称、软产道异常,有瘢痕组织或盆腔肿瘤阻碍先露下降者;

(2) 产力异常:如子宫收缩乏力经处理无效者;

(3) 胎位异常:如持续性横位或枕后位不能经阴道分娩者;臀位(初产妇、年龄大于 35 岁、估计胎儿体重大于 3500g),应放宽指征;

(4) 妊娠合并症或并发症:如产前出血者或全身性疾病未能控制者;

(5) 其他:如有前次剖宫产史或子宫有瘢痕者;有子宫先兆破裂征象者;引产或助产失败,又需短期内结束分娩者。

2. 胎儿方面

(1) 胎儿窘迫或胎盘功能明显减退者,羊水过少短期内不能阴道分娩者;

(2) 脐带脱垂但胎心良好,估计短时间内不能经阴道分娩者;

(3) 珍贵儿。

【实训准备】

1. 物品

(1) 剖宫产手术包 1 个,内有 25cm 不锈钢盆 1 个,弯盘 1 个,卵圆钳 6 把,1 号、7 号刀柄各 1 把,解剖镊 2 把,小无齿镊 2 把,大无齿镊 1 把,18cm 弯形血管钳 6 把,10cm、12cm 和 14cm 直血管钳各 4 把,组织钳 4 把,巾钳 4 把,持针器 2 把,吸引器头 1 个,阑尾拉钩 1 个,腹腔双头拉钩 1 个,刀片 3 个,组织剪 1 把。双层剖腹单 1 块,无菌治疗巾 10 块,纱布垫 4 块,纱布 20 块。1、4、7 号丝线团各 1 个,可吸收缝线若干包。手术衣 6 件,无菌手套 6 副。

(2) 断脐包 1 个,内有血管钳 2 把,剪刀 1 把,消毒棉签,脐带卷等,新生儿复苏用品,如吸痰管、吸氧面罩等。新生儿衣物、包被及尿布等。

2. 器械手术床,产妇模型。

3. 环境　安静,整洁,光线适宜,室温 24~26℃,湿度 55%~65%。

【操作方法】

1. 麻醉首选硬膜外麻醉,也可用联合腰麻、局麻,必要时可全麻。巡回护士协助产妇侧卧位,行硬膜外麻醉。麻醉完毕后协助产妇左侧 15°~30° 倾斜体位,以免发生仰卧位低血压综合征。

2. 手术步骤

(1) 常规消毒腹壁皮肤、铺巾。

(2) 切开腹壁:下腹正中线纵切口或耻骨联合上横切口,长约 12cm,逐层切开腹壁,进入腹腔。

(3) 探查腹腔:探查子宫旋转方向及程度、下段扩张情况及有无胎盘附着,胎先露大小及高低。扶正子宫位置,填入盐水纱垫,保护肠管。

（4）剪开膀胱子宫反折腹膜：在膀胱腹膜反折外下2cm横形剪开一小口，并向两侧弧形延长达圆韧带内侧，以防损伤宫旁及韧带内血管丛。提起切口下缘，用手指下推膀胱4~5cm，充分暴露子宫下段（图2-25，图2-26）。

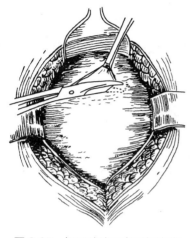

图2-25　切开膀胱子宫反折腹膜

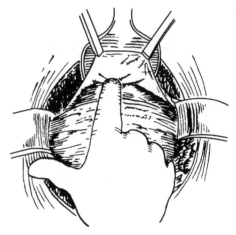

图2-26　下推膀胱

（5）切开子宫：在已暴露的子宫下段正中横行切开约2~3cm，尽量不切破胎膜。用血管钳刺破胎膜，尽量吸净羊水后，术者用两示指以适当力量钝性撕开（必要时剪开），扩大切口约11~12cm（图2-27，图2-28）。

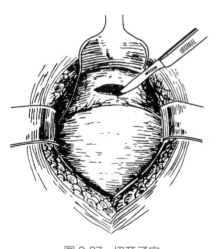

图2-27　切开子宫

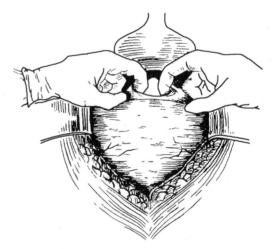

图2-28　钝性扩大子宫切口

（6）娩出胎儿：术者一手伸入宫腔，绕过先露最低处，将手插至胎头前下方，托起胎头，当胎头已达切口下方时，助手在子宫底加压，协助娩出胎头（图2-29）。胎头娩出后立即清除口、鼻腔黏液，胎体相继娩出。若为臀先露，则牵出胎足，按臀位牵引法协助娩出。断脐后，新生儿交助手处理。

（7）娩出胎盘：胎儿娩出后，用4把组织钳钳夹子宫切口的两端角及上下缘，向子宫体部或静脉注入缩宫素20U，促进子宫收缩，等待胎盘自行剥离，并协助娩出胎盘胎膜（若出血多或不能自行剥离，可行徒手剥离），继之用卵圆钳夹持干纱布，擦拭宫腔两遍，以清理宫腔内残留的胎盘或胎膜。

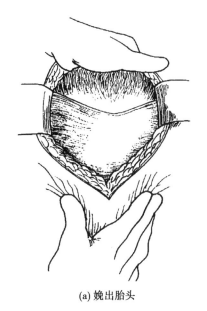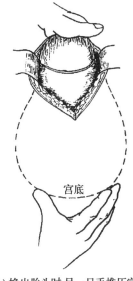

(a) 娩出胎头　　　　　　(b) 娩出胎头时,另一只手推压宫底

图 2-29　娩出胎头

（8）缝合子宫壁切口：按解剖关系,子宫切缘各层要准确对合。用Ⅰ号可吸收缝线,第一层作全层连续或间断缝合,注意不要穿透子宫内膜层(图 2-30),第二层作连续褥式包埋缝合子宫下段浅肌层;也可用可吸收缝线全层连续褥式缝合。

（9）缝合子宫反折腹膜：仔细检查子宫切缘缝合口和膀胱剥离面有无出血,然后用圆针、Ⅰ号可吸收缝线连续缝合子宫反折腹膜(图 2-31)。

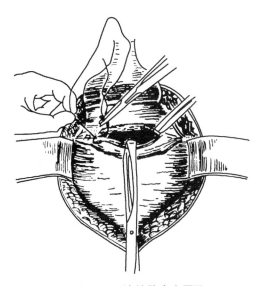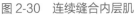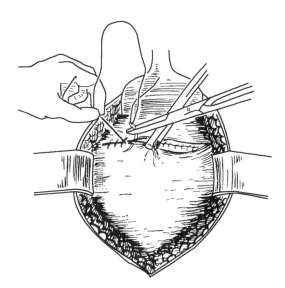

图 2-30　连续缝合内层肌　　　　　　　图 2-31　缝合膀胱子宫反折腹膜

（10）缝合腹壁：关闭腹腔前,检查子宫及双侧附件有无异常,清除腹腔积液及血凝块,仔细清点敷料、器械无误之后,逐层缝合腹壁。

（11）术毕常规行阴道检查,如宫颈口尚未扩张者,消毒外阴后将手伸入阴道,以指扩张宫颈口,同时另一手按压宫底,排出宫腔及阴道内积血。

【护理配合】

1. 术前护理充分做好剖宫产的术前准备,新生儿的抢救准备。

（1）向家属讲解剖宫产术的目的,耐心解答有关疑问,缓解紧张情绪,以取得产妇家属的配合,并协助医师签署手术知情同意书和胎盘协议书。

（2）更换清洁病员服,腹部备皮同一般腹部手术,要求在手术当日完成,防止感染;做好药物敏感试验等准备,详见教材第十四章腹部手术患者的护理。

（3）术前禁用呼吸抑制剂,以防新生儿窒息;术前禁食、禁饮,特殊紧急情况下联系麻醉科医师重新评估麻醉前状态。

（4）术前必须核对血常规、凝血功能、血型和输血八项等化验结果;放置保留导尿管,行交叉配血,做好输血准备;观察并记录胎心变化,麻醉成功后立即听取胎心音。做好新生儿保暖和抢救工作,如复苏器械、氧气和急救药品等。

（5）术前用药,遵医嘱术前 30 分钟肌注阿托品 0.3~0.5mg 和苯巴比妥钠 0.1g 及预防性应用抗生素。将产妇安置在预定手术间,专人陪护,开放静脉,连接心电监护,配合麻醉医师工作。

2. 术中配合

（1）开放静脉通道,协助麻醉师摆好产妇体位;若胎头入盆太深,取胎头困难,助手可在台下戴消毒手套,自阴道向宫腔方向上推胎头,以利胎儿娩出;胎儿娩出后协助医师处理和抢救新生儿。

（2）持续心电监护监测产妇生命体征,观察并记录产妇导尿管是否通畅、尿量和尿色;当刺破胎膜时,应注意产妇有无咳嗽、呼吸困难等症状,监测羊水栓塞的发生。

（3）熟悉手术步骤,及时递送器械、敷料等,随时清点物品,确保无误。

3. 术后护理

（1）清洗手术器械,整理手术包,并在物品清单上签字,整理手术室并消毒,协助麻醉师护送产妇回到病房。

（2）术后去枕平卧 6 小时后可改为半卧位,以利于恶露排出;鼓励产妇深呼吸、勤翻身、活动下肢、尽早下床活动;根据肠道功能恢复状况,指导产妇进食。

（3）观察产妇子宫收缩情况及阴道流血状况,应用缩宫素 10~20U/ 日,连续 3 日,有利于改善子宫收缩,减少产后出血,促进术后恢复。

（4）留置导尿管 24 小时,拔管后注意观察产妇排尿情况;按医嘱补液及应用抗生素 2~3 日,预防感染;腹部伤口缝线一般于术后 5~7 天拆除。

（5）指导产妇保持外阴部清洁;鼓励产妇坚持母乳喂养;进食营养丰富的食物,有利于体力恢复;产后坚持做产褥期保健操,促进盆底肌和腹肌的张力恢复;产褥期内禁止性生活,产后 42 日采取避孕措施,避孕 2 年以上;产后 42 日到门诊行产后健康检查。

（马常兰）

实训二十一　中期妊娠引产术

中期妊娠引产术是指在妊娠 13~27 周末,用人工方法诱发子宫收缩而终止妊娠的技术。常用的中期妊娠引产技术有水囊引产和药物依沙吖啶（又称利凡诺）引产,药物引产又有羊膜腔内和羊膜腔外两种方法。

【实训目的与要求】

1. 熟悉终止中期妊娠的方法。
2. 学会对中期妊娠引产的孕妇进行有效的术前、术中和术后护理。
3. 能关心体贴孕妇,进行有效沟通。

【适应证】

1. 妊娠 13 周至不足 28 周患者严重疾病不宜继续妊娠者。
2. 因某种疾病(包括遗传性疾病)不宜继续妊娠者。
3. 产前诊断胎儿畸形者。

【实训准备】

1. 物品　检查床、治疗车、治疗盘、依沙吖啶、注射用水 25~50ml,无菌生理盐水,美蓝、0.5% 碘伏,手消毒剂,孔巾,纱布,消毒手套,胶布,丝线,护理记录单,健康教育资料。

2. 器械

(1)羊膜腔内注入法:无齿卵圆钳 2 把,7 号或 9 号腰椎穿刺针 1 个,弯盘 1 个,5ml 及 20ml 注射器各 1 个。

(2)羊膜腔外注入法:无齿长镊子 2 把,窥阴器 1 个,宫颈钳 1 把,敷料镊 2 把,导尿管 1 根,5ml 及 20ml 注射器各 1 个,弯盘 1 个,药杯。

(3)水囊引产法:将消毒后的两个阴茎套套在一起成双层用作制备水囊,再将 14~18 号橡皮导管送入阴茎套内三分之一,用丝线将囊口缚扎于导尿管上,排空囊内空气后将导尿管末端扎紧,备用,宫颈扩张器 1 套,其他同羊膜腔内注入法。

3. 环境　手术室或产房。安静,温度、湿度适宜,有遮挡,能保护产妇隐私,空气菌落数 ≤200cfu/m³。

【操作方法】

1. 操作者着装整洁,外科洗手,戴口罩,携用物至床旁,检查性能,合理放置。再次核对患者,确认适应证和禁忌证。

2. 注入方法

(1)依沙吖啶羊膜腔内注入法引产。①受术者取平卧位,用 0.5% 碘伏消毒腹部皮肤(范围同下腹部手术),铺巾;②操作者戴手套,根据 B 型超声定位选择穿刺点,用腰椎穿刺针从选择好的穿刺点垂直刺入,一般通过三个阻力(皮肤、肌鞘、子宫壁)后有落空感,即进入羊膜腔内;当穿刺针进入羊膜腔后,拔出针芯即有羊水溢出;③将准备好装有依沙吖啶药液的注射器,与穿刺针相接,注药前先往注射器内回抽少许羊水,确认针头在羊膜腔内,再注入药液;④一般注入依沙吖啶 50~100mg(图 2-32);⑤注射完毕回抽羊水以

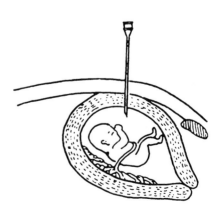

图 2-32　中期妊娠羊膜腔穿刺术

冲洗注射器内药液并再次证实在羊膜腔内，插入针芯迅速拔针，局部以无菌纱布压迫，胶布固定。

（2）依沙吖啶（利凡诺）羊膜腔外注入法。①受术者取截石位，操作者戴手套，用 0.5% 碘伏消毒外阴及阴道；②暴露宫颈后，用 0.5% 碘伏消毒宫颈，宫颈钳夹住宫颈前唇，用敷料镊将导尿管送入子宫壁与胎囊间，将稀释的依沙吖啶药液由导尿管注入宫腔，折叠并结扎外露的导尿管放入阴道穹隆部，填塞纱布；③24 小时后取出阴道填塞纱布及导尿管（图 2-33）。

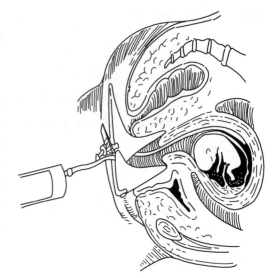

图 2-33　宫腔内羊膜腔外给药法

（3）水囊引产法。①受术者取膀胱截石位，操作者戴手套，用 0.5% 碘伏消毒外阴及阴道。②用注射器抽尽套内空气，用钳子夹住导尿管末端；③窥阴器扩开阴道，拭净阴道内积液，暴露宫颈；④宫颈及颈管用 0.5% 碘伏消毒，宫颈钳夹住宫颈前唇或后唇。⑤将水囊顶端涂以无菌润滑剂，放入宫腔，使水囊处于胎囊与子宫壁之间。⑥经导尿管注入所需量的无菌生理盐水 300~500ml，并滴入美蓝以识别羊水或注入液（图 2-34）。⑦导尿管末端用丝线扎紧。⑧将导尿管放于穹隆部，阴道内填塞纱布数块。

【护理配合】

1. 患者准备　术前 3 天禁止性生活，每天阴道擦洗，行依沙吖啶引产者术前 B 型超声胎盘定位以及行穿刺点定位。

2. 术前　评估患者体温、脉搏、血压，讲解引产的相关知识，告知术后可能出现的症状，观察产妇精神心理状态及合作程度。

3. 术中　护士应为术者提供操作过程中所需要的各种器械、药物、敷料、针、线等，记录阴道内填塞纱布数及填塞时间。

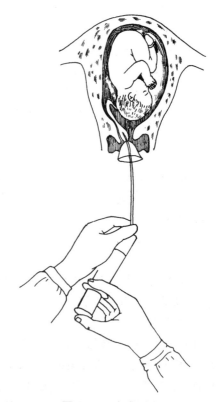

图 2-34　水囊引产

4. 术后　协助整理患者衣裤，健康教育，用物按消毒灭菌技术处理。

5. 引产期间　患者卧床休息，出现宫缩时，严密观察生命体征、药物反应、宫缩强度、阴道流血等，一旦出现病理性收缩环或其他异常情况及时汇报，并遵医嘱处理。

6. 分娩时　检查胎盘的完整性和软产道，疑有残留行清宫术，有产道裂伤者及时缝合。

7. 产后　严密观察 2 小时，保持外阴清洁，如有异常及时处理。回病室后，及时采取回奶措施。

8. 做好产褥期健康指导。休息、营养、卫生、心理疏导,6周内禁止性生活和盆浴,避孕指导,出现异常情况时及时随诊。

（杜江平）

妇科常用诊疗技术及护理配合

实训二十二　阴道分泌物检查

阴道分泌物又称白带,主要是由阴道黏膜渗出液、宫颈管腺体及子宫内膜腺体分泌液混合组成。通过观察白带的性状和量,检查阴道 pH、清洁度、病原微生物等,判断阴道病原体诊断各种阴道炎。其性状及量随体内性激素变化发生周期性改变,以了解卵巢的内分泌功能。

【实训目的与要求】

1. 能正确叙述阴道炎的类型及其分泌物特点、阴道分泌物检查的操作步骤和注意事项。

2. 能熟练采集阴道分泌物检查的标本。

3. 能关心体贴受检者,进行有效沟通。

【适应证】

妇科临床常规检查项目之一。

【实训准备】

1. 物品　检查床,阴道窥器,清洁干燥试管,无菌长棉拭子及棉球,清洁玻片,生理盐水,10% 氢氧化钾,显微镜,一次性垫单,一次性手套,照明灯具,污物桶等。

2. 环境　安静,整洁,私密,光线适宜,室温 20~22℃,湿度 55%~65%。

【操作方法】

1. 准备　面带微笑,语气亲切和蔼,问好,做自我介绍。核对受检者的姓名、年龄、床号准确无误。向受检者解释阴道分泌物检查的必要性、方法及可能的感受,取得受检者的配合。嘱其排空膀胱。

2. 操作

(1)协助受检者取膀胱截石位,脱去一条裤腿,臀下铺一次性垫单。检查者戴一次性手套,立于受检者两腿之间。

(2)注意观察外阴、阴道黏膜、分泌物性状等。已有性生活史者,放置阴道窥器,暴露阴道和宫颈,并观察阴道黏膜及分泌物情况。用长棉签自阴道深部、后穹隆部或宫颈口取少许分泌物检查。对无性生活者,直接用长棉签深入阴道深部取分泌物。取下阴道窥器,协助受检者离开检查床。

（3）整理用物,洗净双手,记录。

3. 检测方法　临床常用悬滴法（湿片法）做成匀薄涂片,或放到装有少许生理盐水的试管中,送去显微镜下检查。此外还有涂片法、培养法。

【护理配合】

1. 检查前备齐物品,所有器械严格消毒。

2. 向受检者解释阴道分泌物检查的必要性、检查步骤和注意事项。

3. 指导受检者采集阴道分泌物前 24 小时禁止性生活、盆浴、阴道灌洗、外阴冲洗及阴道内用药。月经期、阴道流血时应避免采集阴道分泌物。

4. 操作中,阴道窥器不可用润滑剂或化学药品,需要时只能用少量生理盐水润湿。

5. 及时将标本送检,寒冷季节采集标本后要注意保温,并及时收集检查结果。

（谢　菲）

实训二十三　子宫颈黏液检查

宫颈黏液由宫颈黏膜分泌物和子宫内膜及输卵管内膜的分泌物组成。宫颈黏液的量、性状及结晶形态受卵巢性激素的影响,随月经周期呈规律变化。通过观察宫颈黏液的变化,可以了解卵巢功能,推测排卵期,判断有无排卵;了解月经失调、闭经及不孕症等原因;协助早期妊娠的诊断等。

【实训目的与要求】

1. 能正确叙述宫颈黏液检查的操作步骤和临床意义。

2. 能正确采集子宫颈黏液检查的标本。

3. 能关心体贴受检者,进行有效沟通。

【适应证】

1. 预测排卵期　用以指导避孕及受孕。

2. 诊断妊娠　若月经过期,宫颈黏液出现椭圆体持续 2 周以上,可能为妊娠;若早孕检查见到不典型结晶,提示孕激素不足,有可能发生先兆流产。

3. 诊断闭经　若闭经受检者宫颈黏液出现正常周期性变化,提示卵巢功能良好,闭经原因在子宫;若无周期性变化,则闭经原因在卵巢或卵巢以上部位。

4. 诊断功能失调性子宫出血　了解有无排卵。功血受检者若于流血前见到羊齿植物叶状结晶,提示无排卵。

【实训准备】

1. 物品　检查床,无菌干棉签及棉球,清洁玻片,一次性垫单,一次性无菌手套 1 副,照明灯、污物桶等。

2. 器械　阴道窥器 1 个,无菌长镊子 1 把,无菌持物钳 1 把。

3. 环境　安静,整洁,私密,光线适宜,室温 20~22℃,湿度 55%~65%。

【操作方法】

1. 准备　面带微笑,语气亲切和蔼,问好,做自我介绍。核对受检者的姓名、年龄、床号准确无误。向受检者解释子宫颈黏液检查的必要性、方法及可能的感受,取得受检者的配合。嘱其排空膀胱。

2. 操作

(1)受检者取截石位,臀下铺一次性垫单,检查者戴一次性手套,放置阴道窥器暴露宫颈。

(2)操作:观察宫颈外口形状,用干棉球拭净子宫颈及阴道后穹隆处分泌物,勿使宫颈出血。用干燥无菌长镊子伸入宫颈管内 0.5~1cm,夹取黏液。将长镊子缓慢张开,观察黏液的拉丝长度;将夹取的黏液置于干燥玻片上,顺一个方向涂抹并观察拉丝的最大长度。待玻片自然晾干(或烘干)后置于低倍显微镜下观察结晶的类型。取下窥器。

3. 协助受检者离开检查床。整理用物,洗净双手,记录。

【护理配合】

1. 操作前向受检者解释检查的意义及步骤,告知月经期及阴道出血期间不做此项检查。采取标本前 2 日内禁止性生活、盆浴、阴道检查、阴道灌洗及阴道用药等。

2. 检查前备齐用物,检查用具必须消毒、清洁、干燥严格无菌操作,避免感染。取标本时动作轻柔、准确,以免损伤。

3. 采集标本时,涂片时用力均匀,向同一方向推动,禁止来回涂抹损伤细胞。

4. 及时将标本送检,并及时收集检查结果。

(谢　菲)

实训二十四　生殖道脱落细胞学检查

生殖道脱落细胞是指来自阴道部、内生殖器及腹腔的上皮细胞,其中以阴道上段、宫颈阴道部的上皮细胞为主。生殖道上皮细胞受卵巢激素的影响,而出现周期性的变化。因此通过生殖道脱落细胞检查可以间接了解卵巢功能、胎盘功能、女性体内激素水平,又可协助诊断生殖系统不同部位恶性肿瘤及观察治疗的效果。

【实训目的与要求】

1. 能准确叙述采取生殖道脱落细胞检查的方法、操作步骤、适应证和禁忌证。

2. 能配合医生正确采集生殖道脱落细胞检查的标本。

3. 能关心体贴受检者,进行有效沟通。

【适应证】

1. 妇科疾病的普查普治　凡 30 岁以上的妇女,每 1~2 年检查 1 次。

2. 生殖器肿瘤的筛查　最常用于宫颈癌的普查。

3. 胎盘功能的监测。

4. 了解卵巢功能　功能失调性子宫出血、闭经、流产、过期妊娠等。

【实训准备】

1. 物品　阴道窥器 1 个,宫颈刮片 2 个或宫颈刷 1 个,载玻片 2 张,无菌干棉签及棉球若干,装有固定液(95% 乙醇)标本瓶 1 个。一次性垫单 1 个,一次性手套 1 副。

2. 环境　安静,整洁,私密,光线适宜,室温 20~22℃,湿度 55%~65%。

【操作方法】

1. 准备　面带微笑,语气亲切和蔼,问好,做自我介绍。核对受检者的姓名、年龄、床号准确无误。向受检者解释生殖道脱落检查的必要性、方法及可能的感受,取得受检者的配合。嘱其排空膀胱。

2. 操作

(1)受检者取截石位,臀下铺一次性垫单,检查者戴一次性手套,放置阴道窥器暴露宫颈。

(2)根据不同的检查项目进行标本采集。

1)阴道侧壁涂片

①已婚妇女用未涂润滑剂的阴道窥器扩张阴道,一般在阴道侧壁上 1/3 段,用无菌干棉签轻轻取分泌物及浅层细胞,薄而均匀地涂在已编号的载玻片上,置于固定液中固定。

②未婚妇女用卷紧的无菌棉签先在生理盐水中浸湿,将棉签深入阴道侧壁上 1/3 段轻卷取出棉签横放载玻片上,向一个方向滚涂,置于固定液中固定。

2)宫颈刮片

①用未涂润滑剂的阴道窥器扩张阴道,以宫颈外口为圆心,用木质小刮板轻轻刮取 1~2 周(图 2-35)。

②涂片时用力要均匀,向同一方向推动,不可来回反复涂抹,以免细胞卷曲或破坏。置于固定液中固定。

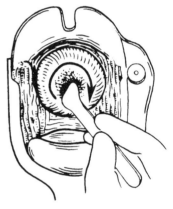

图 2-35　宫颈刮片

3)宫颈管涂片

①用未涂润滑剂的阴道窥器扩张阴道,用特制的宫颈刷在宫颈管内旋转 360° 刷取宫颈管上皮取出。

②立即将宫颈刷放置在特制细胞保存液内。

4)宫腔吸片:疑宫腔有恶性病变时,可用宫腔吸片。

将抽出物涂片制成标本。亦可用宫腔灌洗,此法比较适合于绝经后出血的妇女。

5)局部印片:用清洁玻片直接贴按病灶处作印片,经固定、染色、镜检。

(3)提取分泌物完成后取下窥器。协助受检者离开检查床。整理用物,分类归放原处。

【护理配合】

1. 操作前向受检者解释检查的意义及步骤,告知月经期及阴道出血期间不做此项检查。采取标本前 2 日内禁止性生活、盆浴、阴道检查、阴道灌洗及阴道用药等。

2. 检查前备齐用物,检查用具必须消毒、清洁、干燥严格无菌操作,避免感染。取标本时动作轻柔、准确,以免损伤。

3. 若阴道分泌物较多,应先用无菌干棉球轻轻擦拭后,再取标本。

4. 不同部位的标本采集,应分别涂片。涂片时用力均匀,向同一方向推动,禁止来回涂抹损伤细胞。

5. 宫颈刮片取材应在宫颈外口鳞-柱上皮交界处,此处为宫颈癌的好发部位。

6. 需宫腔内操作者,应先行妇科检查,明确子宫大小及位置,并严格消毒外阴、阴道、宫颈口。

（谢　菲）

实训二十五　子宫颈活组织检查

生殖器官活组织检查是自生殖器官病变处或可疑部位取小部分组织作病理学检查,简称活检。绝大多数的活检可以作为诊断的最可靠依据。

【实训目的与要求】

1. 能准确复述宫颈活体组织检查术的目的、操作过程、适应证及临床意义。
2. 能独立完成子宫颈活组织检查术的术前准备、术中配合和术后护理。
3. 能初步向受检者及家属解释宫颈活组织检查的结果。

【适应证】

1. 宫颈脱落细胞学涂片检查巴氏Ⅲ级或Ⅲ级以上;宫颈脱落细胞学涂片检查巴氏Ⅱ级经抗炎治疗后仍为Ⅱ级;TBS分类鳞状细胞异常者。
2. 阴道镜检查时反复可疑阳性或阳性者。
3. 疑有宫颈癌或慢性特异性炎症,需进一步明确诊断者。

【实训准备】

1. 物品　带尾棉球或带尾纱布卷、棉球、棉签若干,装有固定液（10%甲醛或95%乙醇）标本瓶4~6个及0.5%和0.2%聚维酮碘溶液。无菌洞巾1块,无菌手套1副,一次性垫单1个。
2. 器械　阴道窥器1个,宫颈钳1把,宫颈活体组织检查钳1把,无齿长镊1把。
3. 环境　安静,整洁,私密,光线适宜,室温20~22℃,湿度55%~65%。

【操作方法】

1. 准备　面带微笑,语气亲切和蔼,问好,做自我介绍。核对受检者的姓名、年龄、床号准确无误。了解健康史及一般情况,了解妇科检查,血常规,凝血功能,阴道分泌物性状、宫颈脱落细胞学检查及B超检查等,排除检查的禁忌证。向受检者解释子宫颈活组织检查的必要性、方法及可能的感受,取得受检者的配合。嘱其排空膀胱。

2. 操作

（1）受检者取截石位,臀下铺一次性垫单,检查者戴一次性手套,用0.5%聚维酮碘溶液消毒外阴,铺无菌洞巾。

（2）放置阴道窥器充分暴露宫颈,拭净宫颈表面黏液后用0.5%消毒聚维酮碘溶液消毒宫颈及阴道。

（3）钳取活组织：选择宫颈外口鳞 - 柱交接处或肉眼病变较深或特殊病变处，用宫颈活体组织钳钳取适当大小组织（图 2-36）。临床已明确为宫颈癌，只为确定病理类型或浸润程度时，可行单点取材。为提高取材准确性，肉眼所见及触诊可疑部位（质硬、接触性出血区、溃疡部）做多点取材：①时钟位置，一般在宫颈外口 3 点、6 点、9 点和 12 点处分别钳取组织；②在宫颈阴道部涂以碘溶液，选择不着色区取材；③阴道镜检指引下：病变区选点取材；④可疑宫颈管病变者，可用小刮匙刮取宫颈管内黏膜组织。

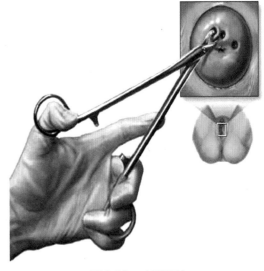

图 2-36　宫颈活检

（4）手术结束后，以带尾棉球或带尾纱布卷局部压迫止血并将尾端留在阴道外口，24 小时自行取出。出血较多者，也可以电凝止血或缝扎止血。将所取组织立即分别放入准备好固定液的标本瓶内，标记取材部位与时间后及时送病理检查。提取分泌物完成后取下窥器。协助受检者离开检查床。整理用物，分类归放原处。

【护理配合】

1. 操作前，指导受检者于月经干净后 3~7 日行宫颈活组织检查术，月经期或近月经期不宜行此项检查。生殖器官患有急性炎者，需要治愈后方可行活体组织检查术。妊娠期一般不宜做检查，必要时在做好防止流产或早产的前提下，并取得孕妇及家属同意和理解后方可实施。嘱受检者术前 48 小时内避免性生活及阴道冲洗和用药。

2. 检查前备齐器械、用物及药液等。

3. 向受检者解释宫颈活组织检查术的目的及步骤，指导其配合检查。

4. 配合医师完成活体组织检查术，将所取组织分别放在标本瓶，并做好部位标记及时送检。

5. 活体组织检查后的创面用带尾棉球或带尾纱布卷压迫止血，24 小时后受检者自行取出，出血多者及时就诊。

6. 进行健康教育，告知受检者术后保持会阴清洁，预防感染。1 个月内禁止盆浴及性生活。

7. 嘱受检者取回病理报告后，及时将检查结果反馈给经治医师，以免延误治疗。

（谢　菲）

实训二十六　诊断性刮宫

诊断性刮宫术简称诊刮，通过刮取子宫内膜和内膜病灶行活组织检查，做出病理学诊断。怀疑同时有宫颈管病变时，应对宫颈管和宫腔分别进行诊刮，简称分段诊刮。

【实训目的与要求】

1. 掌握刮宫术的适应证,熟悉操作方法。
2. 能进行诊断性刮宫术的护理配合。
3. 能关心体贴受检者,进行有效沟通。

【适应证】

1. 子宫异常出血或阴道排液,需证实或排除子宫内膜癌或其他病变(如子宫内膜炎、流产等)。
2. 无排卵性功能失调性子宫出血或怀疑子宫性闭经,需在月经周期后半期了解子宫内膜改变。
3. 女性不孕症,需了解有无排卵及子宫内膜病变。
4. 功能失调性子宫出血或疑有宫腔内组织残留致长期多量出血时,彻底刮宫有助于诊断并有迅速止血效果。

【实训准备】

1. 物品　妇科检查床,棉球、棉签若干,阴道窥器 1 个,装有固定液的标本瓶 2~3 个,0.5% 聚维酮碘溶液,一次性垫单 1 个。
2. 器械　无菌刮宫包 1 个(内有宫颈钳 1 把,长镊子 2 把,子宫探针 1 个,卵圆钳 1 把,宫颈扩张器 4~8 号,大小刮匙各 1 把,弯盘 1 个,取环器 1 个,纱布 2 块)。
3. 环境　安静,整洁,私密,光线适宜,室温 20~22℃,湿度 55%~65%。

【操作方法】

1. 受检者排尿后取膀胱截石位,臀下铺一次性垫单。外阴消毒后铺无菌洞巾。双合诊查清子宫位置、大小及附件情况。
2. 阴道窥器暴露宫颈,消毒宫颈及阴道,宫颈钳钳夹宫颈前唇,用子宫探针探测宫颈深度及方向。
3. 按子宫屈向,用宫颈扩张器自 4 号开始至 8 号逐一扩张宫颈管,使刮匙能进入宫腔。
4. 用刮匙由内向外沿宫腔前壁、侧壁、后壁、宫底和两侧宫角部刮取组织。若高度怀疑刮出物为癌组织,应停止刮宫,以免引起癌细胞扩散。若怀疑子宫内膜结核,应注意刮取两侧宫角部。
5. 将刮出的组织装入标本瓶中送检。
6. 行分段诊刮时先不探测宫腔,用小刮匙首先刮宫颈内口以下的颈管组织,然后按一般诊断性刮宫处理。

【护理配合】

1. 术前向受检者讲解诊断性刮宫的目的和过程,解除其思想顾虑。出血、穿孔和感染是刮宫的主要并发症,要做好输液、配血准备。
2. 告知受检者刮宫前 5 天禁止性生活。了解卵巢功能时,术前至少已停用性激素 1 个月,以避免错误结果。

3. 术中让受检者学会做深呼吸等一些放松技巧,帮助其转移注意力,以减轻疼痛。

4. 协助医师观察并挑选刮出的可疑病变深组织并固定,做好记录并及时送检。

5. 术后告知受检者保持外阴清洁,2 周内禁止性生活及盆浴,一周后到门诊复查并了解病理检查结果。

(王可可)

实训二十七　经阴道后穹隆穿刺

经阴道后穹隆穿刺是指在无菌条件下,用穿刺针经阴道后穹隆刺入盆腔,抽取直肠子宫陷凹处积存物进行肉眼观察、化验和病理检查。直肠子宫陷凹是腹腔最低部位,腹腔内积血、积液、积脓易积存于该部位。阴道后穹隆顶端与直肠子宫陷凹贴近,经阴道后穹隆穿刺是妇产科常用的辅助诊断方法。此外,经阴道后穹隆穿刺术也可用于盆腔药物治疗及辅助生育等方面。

【实训目的与要求】

1. 掌握阴道后穹隆穿刺的适应证,熟悉操作方法。
2. 能进行阴道后穹隆穿刺的护理配合。
3. 能关心体贴受检者,进行有效沟通。

【适应证】

1. 怀疑有腹腔内出血时,如输卵管妊娠流产或破裂等。
2. 怀疑盆腔内有积液、积脓时,若为盆腔脓肿,可行穿刺引流及注入广谱抗生素治疗。
3. B 型超声引导下行卵巢子宫内膜异位囊肿或输卵管妊娠部位注药治疗。
4. B 型超声引导下经后穹隆穿刺取卵,用于各种助孕技术。

【实训准备】

1. 物品　妇科检查床,10ml 注射器 1 支,无菌试管数个,洞巾 1 块,纱布 2 块,棉球若干,手套 1 副,0.2% 及 0.5% 聚维酮碘溶液等,一次性垫单 1 个。
2. 器械　阴道窥器 1 个,宫颈钳 1 把,腰椎穿刺针或 7 号注射针 1 个,长镊子 2 把。
3. 环境　安静,整洁,私密,光线适宜,室温 20~22℃,湿度 55%~65%。

【操作方法】

1. 排空膀胱取膀胱截石位,臀下铺一次性垫单,用 0.5% 聚维酮碘溶液消毒外阴,铺无菌洞巾。

2. 阴道检查了解子宫及附件情况,放置阴道窥器充分暴露宫颈及阴道后穹隆,用 0.5% 聚维酮碘溶液消毒。

3. 用宫颈钳夹持宫颈后唇并向前提拉,充分暴露阴道后穹隆,再次消毒。

4. 选择阴道后穹隆中央或稍偏病侧作为穿刺部位。将穿刺针与 10ml 注射器相连接,穿刺针于宫颈后唇与阴道后壁黏膜交界处稍下方平行宫颈管刺入,当针穿过阴道壁有落空感时,进针深度约为 2cm,立即抽吸,必要时改变穿刺针方向或深浅度,若无液体抽出,可以边退针边抽吸(图 2-37)。

5. 抽吸完毕,拔出穿刺针,观察穿刺点有无活动性出血,若有出血,用无菌棉球压迫片刻,血止后取出宫颈钳及阴道窥视器。

【护理配合】

1. 术前应认真评估受检者健康状况,做好抢救准备。

2. 术中应严密观察并记录受检者生命体征,重视受检者的主诉。

3. 穿刺时一定要注意进针方向和深度,告知受检者禁止移动身体,避免伤及直肠和子宫。

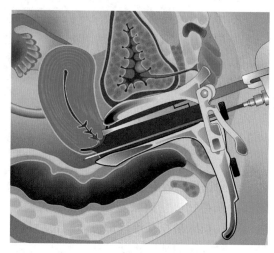

图 2-37 经阴道后穹隆穿刺

4. 若抽出血液,应观察血液是否在短时间内凝集,出现凝集为血管内血液,血液不凝集为腹腔内血液。若未能抽出不凝血液,也不能完全排除异位妊娠,因内出血量少、血肿位置较高或与周围组织粘连时均可造成假阴性。抽出液体应注明标记及时送检,并做常规和细胞学检查,脓性液体应行细菌培养和药物敏感试验。

5. 术后注意观察受检者阴道流血情况,嘱其半卧位休息,保持外阴部清洁。

(王可可)

实训二十八　输卵管通畅检查

主要目的是检查输卵管是否通畅。输卵管通液术是检查输卵管是否通畅的一种方法,并具有一定的治疗效果。即通过导管向输卵管内注入液体,根据注液阻力大小,有无回流及注入液体量及受检者感觉等判断输卵管是否通畅。

【实训目的与要求】

1. 了解输卵管通液的适应证,熟悉操作方法。
2. 掌握输卵管通液的护理配合。
3. 能关心体贴受检者,进行有效沟通。

【适应证】

1. 女性不孕症,疑有输卵管阻塞。
2. 评价输卵管绝育术、输卵管再通术或输卵管成形术的效果。
3. 输卵管黏膜轻度粘连者。

【实训准备】

1. 物品　纱布 6 块,治疗巾,孔巾各 1 块、棉签、棉球若干,氧气,抢救用品等。20ml 注射器 1 支、生理盐水 20ml 或抗生素液(庆大霉素 8 万 U、地塞米松 5mg、透明质酸酶 15 000U、0.9% 氯化钠液 20ml)。

2. 器械　阴道窥器 1 个,通液器 1 个,弯盘 1 个,长弯钳 1 把,卵圆钳 1 把,宫颈钳 1 把,子宫探针 1 根,宫颈扩张器 1 套。

3. 环境　安静,整洁,私密,光线适宜,室温 20~22℃,湿度 55%~65%。

【操作方式】

1. 受检者排尿后取膀胱截石位,消毒外阴及阴道,铺无菌巾。双合诊检查子宫大小及位置。

2. 阴道窥器暴露宫颈,消毒阴道及宫颈。宫颈钳夹持宫颈前唇,沿宫颈方向置入通液器,并使其与宫颈外口紧密相贴。用 Y 形管将通液器、压力表与注射器相连,压力表高于 Y 形管水平。

3. 将通液器内注满生理盐水或抗生素液,缓慢推注,观察阻力大小、有无液体返流及受检者有无下腹疼痛等。

4. 取出通液器及宫颈钳,消毒宫颈、阴道,取出阴道窥器。

【护理配合】

1. 检查宜在月经净后 3~7 天内进行,术前 3 天禁止性生活。

2. 向受检者讲解检查的目的、步骤,消除其紧张恐惧心理。

3. 检查时所需 0.9% 氯化钠溶液应加热至接近体温,以免引起输卵管痉挛。

4. 术中通液器须紧贴宫颈外口,以免液体外漏;推注液体速度不可过快,压力不超过 160mmHg,防止输卵管损伤。

5. 术后告知受检者 2 周内禁止性生活及盆浴,按医嘱应用抗生素。

(王可可)

实训二十九　子宫输卵管造影

主要目的是检查输卵管是否通畅,了解子宫腔和输卵管腔形态及输卵管阻塞部位。

【实训目的与要求】

1. 了解输卵管通液的适应证,熟悉操作方法。

2. 掌握输卵管通液的护理配合。

3. 学会关心体贴受检者,进行有效沟通。

【适应证】

1. 女性不孕症,疑有输卵管阻塞。

2. 评价输卵管绝育术、输卵管再通术或输卵管成形术的效果。

3. 输卵管黏膜轻度粘连者。

【实训准备】

1. 物品　妇科检查床,纱布 6 块,治疗巾、孔巾各 1 块,棉签,棉球若干,氧气,抢救用品等。10ml 注射器 1 支,40% 碘化油造影剂 1 支。

2. 器械 阴道窥器 1 个,通液器 1 个,弯盘 1 个,长弯钳 1 把,卵圆钳 1 把,宫颈钳 1 把,子宫探针 1 根,宫颈扩张器 1 套。

3. 环境 安静,整洁,私密,光线适宜,室温 20~22℃,湿度 55%~65%。

【操作方法】

1. 受检者排尿后取膀胱截石位,消毒外阴及阴道,铺无菌巾。双合诊检查子宫大小及位置。

2. 阴道窥器暴露宫颈,消毒阴道及宫颈。宫颈钳夹持宫颈前唇,沿宫颈方向置入通液器,并使其与宫颈外口紧密相贴。用 Y 形管将通液器、压力表与注射器相连,压力表高于 Y 形管水平。

3. 将通液器内注满 40% 碘化油液后,缓慢推注,在 X 线透视下观察碘化油流经输卵管及宫腔情况并摄片,24 小时后再摄盆腔平片,观察腹腔内有无游离碘化油。若用 76% 泛影葡胺液造影,应在注射后立即摄片,10~20 分钟后再次摄片,观察腹腔内有无泛影葡胺液。

【护理配合】

1. 检查宜在月经净后 3~7 天内进行,术前 3 天禁止性生活。

2. 向受检者讲解检查的目的、步骤,消除其紧张恐惧心理。行造影术前,应询问其过敏史并做碘过敏试验。便秘者应行清洁灌肠,以保持子宫正常位置。

3. 术中通液器须紧贴宫颈外口,以免液体外漏;推注液体速度不可过快,压力不超过 160mmHg,防止输卵管损伤。

4. 术后告知受检者 2 周内禁止性生活及盆浴,按医嘱应用抗生素。

5. 受检者在注射造影剂过程中出现呛咳时,应警惕造影剂栓塞,需立即停止注射,取出造影管,严密观察生命体征,必要时按肺栓塞处理。

(王可可)

实训三十 妇科内镜检查

(一)阴道镜检查

阴道镜检查是利用阴道镜在强光源照射下将宫颈阴道部上皮放大 10~40 倍,观察肉眼看不到的较微小病变,在可疑部位进行定位活组织检查,能提高宫颈疾病确诊率。

【实训目的与要求】

1. 了解阴道镜的操作步骤。
2. 学会术中配合。
3. 关爱受检者,具有爱伤观念。

【适应证】

1. 宫颈刮片细胞学检查巴氏 Ⅱ 级或以上,或 TBS 提示上皮细胞异常者。

2. 有接触性出血,肉眼观察宫颈无明显病变者。

3. 肉眼观察宫颈可疑癌变者。

4. 可疑生殖道尖锐湿疣。

5. 可疑为阴道腺病、阴道恶性肿瘤者。

6. 宫颈、阴道病变治疗后复查。

【实训准备】

1. 物品　3% 醋酸,复方碘溶液纱布 4 块,棉球,棉签若干。

2. 器械　阴道镜,弯盘 1 个,阴道窥器 1 个,卵圆钳 1 把。

3. 环境　安静、整洁、私密,光线适宜,室温 24~26℃,湿度 55%~65%。

【操作方法】

1. 受检者排空膀胱后取膀胱截石位,阴道窥器充分暴露阴道及宫颈。轻轻拭去宫颈分泌物。

2. 打开照明开关,调整阴道镜目镜以适合观察,在调节焦距至物像清晰,先用低倍镜观察宫颈阴道部外形、颜色、血管等变化,精细血管观察时需加用绿色滤光片。

3. 于宫颈表面涂 3% 醋酸溶液,使宫颈表面上皮净化、水肿,更清楚的观察病变表面形态。若检查时间超过 3~5 分钟,应重复涂 3% 醋酸溶液。

4. 再涂以复方碘溶液,正常鳞状上皮呈棕褐色,不典型增生和癌变上皮因糖原少而不着色。

5. 观察不着色区域的分布,在不着色的可疑病变部位取多点活组织送病理学检查。

【护理配合】

1. 术前向受检者提供预防保健知识,介绍阴道镜检查的过程及可能出现的不适,减轻其心理压力。

2. 术前 24 小时内避免性生活、阴道冲洗或上药及宫颈的操作和治疗。

3. 检查前应排除阴道炎和急性子宫颈炎,治愈后再检查。

4. 禁止使用涂有润滑剂的阴道窥器,以免影响检查结果。

5. 护理人员应配合医生调整光源,递送所需物品。

（二）宫腔镜检查

宫腔镜检查是通过导光玻璃纤维束和柱状透镜将冷光源经宫腔镜导入宫腔内,直视下观察宫颈管、宫颈内口、子宫内膜和输卵管开口,能够直接观察宫腔内的生理与病理变化,针对病变组织直接取材送病理,也可以在直视下进行宫腔内手术治疗。目前应用较为广泛的宫腔镜为电视宫腔镜。

【实训目的与要求】

1. 了解宫腔镜的操作步骤。

2. 学会术中配合。

3. 关爱受检者,具有爱伤观念。

【适应证】

1. 异常子宫出血者。
2. 不孕症。
3. 怀疑宫腔粘连者。
4. 子宫造影异常者。
5. IUD 的定位及取出。
6. 反复流产者。
7. 超声检查有异常宫腔回声及占位性病变者。

【实训准备】

1. 物品　小药杯 1 个,弯盘 1 个,纱球 2 个,纱布 2 块,5% 葡萄糖液 500ml,庆大霉素 8 万 U1 支,地塞米松 5mg1 支等。
2. 器械　宫腔镜 1 套,阴道窥器 1 个,宫颈钳 1 把,敷料钳 1 把,卵圆钳 1 把,子宫探针 1 根,刮匙 1 把,宫颈扩张器 4~8 号。
3. 环境　安静、整洁、私密,光线适宜,室温 24~26℃,湿度 55%~65%。

【实训方法】

1. 受检者排尿后取膀胱截石位,消毒外阴及阴道,铺无菌巾。阴道窥器暴露宫颈,再次消毒阴道、宫颈。宫颈钳夹持宫颈。
2. 探针了解宫腔深度和方向,扩张宫颈至大于镜体外鞘直径半号,使镜管能够进入。
3. 接通液体膨宫泵,排空管内气体,以 100mmHg 压力,向宫腔内冲入 5% 葡萄糖液,将宫腔镜沿宫颈管轴径缓慢插入宫腔,冲洗宫腔至流出液清亮。调整液体流量和宫腔内压力。
4. 移动宫腔镜管观察宫腔,先观察子宫腔全貌,宫底、宫腔前后壁、输卵管开口,在退出过程中检查宫颈内口和宫颈管,最后取出宫腔镜。

【护理配合】

1. 受检者月经干净后 1 周内检查为宜,此时子宫内膜处于增生期早期,内膜薄且不易出血,黏液分泌少,宫腔内病变容易暴露。
2. 术前
(1)向受检者讲解手术的目的、过程和宫腔镜检查对疾病诊断和治疗的意义,解除其思想顾虑。
(2)进行妇科检查、全身检查、宫颈脱落细胞学检查和引导分泌物检查。
(3)详细询问病史,糖尿病受检者应选用 5% 甘露醇液替代 5% 葡萄糖液。
(4)禁食 6~8 小时。
3. 术中　注意观察受检者的反应,给予其心理支持。
4. 术后
(1)卧床休息 30 分钟,观察并记录受检者的生命体征,有无腹痛等,若出现异常及时通知医师予以处理。

（2）遵医嘱应用抗生素 3~5 天。

（3）保持会阴部清洁。

（4）2 周内禁止性生活及盆浴。

（三）腹腔镜检查

腹腔镜检是利用腹腔镜观察盆、腹腔内脏器的形态、有无病变,必要时取活组织行病理检查,以明确诊断。

【实训目的与要求】

1. 了解腹腔镜的操作步骤。

2. 学会术中配合。

3. 关爱受检者,具有爱伤观念。

【适应证】

1. 怀疑子宫内膜异位症者,腹腔镜是确诊的金标准。

2. 原因不明的急慢性腹痛及盆腔痛。

3. 了解盆腔、腹腔肿块性质、部位或取活组织诊断。

4. 不孕症受检者为明确或排除盆腔疾病及判断输卵管通畅情况,明确输卵管阻塞部位、观察排卵情况,观察生殖器有无畸形。

5. 寻找和取出异位节育环。

6. 明确妇科手术后是否有子宫穿孔或腹腔脏器损伤。

7. 绝经后持续存在直径小于 5cm 的卵巢肿块。

8. 恶性肿瘤术后或化疗后的效果评价。

9. 月经紊乱,怀疑有多囊卵巢者。

【实训准备】

1. 物品　小药杯 2 个,棉球,棉签,纱布,CO_2 气体,0.9% 氯化钠溶液,局麻药等。

2. 器械　腹腔镜 1 套,阴道窥器 1 个,宫颈钳 1 把,敷料钳 1 把,卵圆钳 1 把,子宫探针 1 根,细齿镊 2 把,刀柄 1 把,组织镊 1 把,持针器 1 把,举宫器,缝线,缝针,刀片,2ml 注射器 1 支,内镜。

3. 环境　安静、整洁、私密,光线适宜,室温 24~26℃,湿度 55%~65%。

【操作方法】

1. 详细采集病史,掌握适应证。

2. 常规消毒腹部皮肤及外阴阴道后,放置导尿管和举宫器。无性生活者不用举宫器。

3. 受检者平卧位,将气腹针于脐孔中央处与腹部皮肤呈 90° 穿刺进入腹腔,以流量 1~2L/min 速度送入 CO_2 气体,当充气至 1L 时,调整受检者体位为头低臀高并倾斜 15°~25°,腹腔压力达 12mmHg,停止充气,拔去气腹针。

4. 放置腹腔镜并观察　切开脐孔下缘皮肤 1cm,将套管针从切口处垂直穿刺入腹腔,拔出套管针芯,将腹腔镜自套管插入腹腔,打开冷光源按顺序检查盆腔内各器官(图 2-38)。

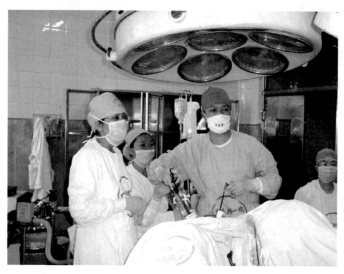

图 2-38　放置腹腔镜并观察

5. 用 0.9% 氯化钠溶液冲洗盆腔,检查无出血,无内脏损伤,放尽气体,取出腹腔镜及各穿刺点的套管针鞘,缝合穿刺口。

【护理配合】

1. 术前准备

(1)向受检者讲解腹腔镜检查的目的、操作步骤及注意事项,详细询问现病史、既往史、月经史、生育史、本次月经时间,介绍目前的诊断及检查的必要性,鼓励受检者消除疑虑,配合手术。

(2)术前检查与一般妇科腹部手术相同。

(3)腹部皮肤准备时尤其注意脐孔的清洁。

(4)术前应放置导尿管并留置。

(5)检查时受检者取头低臀高 15°~25° 体位,使肠管滑向上腹部,充分暴露盆腔手术野。

2. 术中配合

(1)协助医师将受检者摆好体位,根据需要变换体位。

(2)连接电源和充气箱。

(3)为医师提供手术中必需物品。

(4)陪伴受检者与其交谈,分散注意力,指导受检者与手术者合作。

(5)密切观察受检者的生命体征的变化,发现异常及时报告医师处理。

3. 术后护理

(1)遵医嘱拔出导尿管,观察生命体征变化情况,发现异常及时报告医师处理。

(2)受检者卧床休息 30 分钟以上,向其说明术后会出现肩痛及上肢不适等症状,是因腹腔残留气体而引起,术后会逐渐缓解直至消失。

(3)观察穿刺口有无渗血及红肿。

（4）鼓励受检者早起下床活动,以尽快排除腹腔气体。

（5）术后 2 周内禁止性生活。

（6）按医嘱给予抗生素预防感染。

（陈　涓）

第三章

妇产科护理综合实训

实训三十一　妊娠期妇女的护理

【临床案例一】

陈女士,26岁,已婚,因"停经50天"来医院门诊就诊。平素月经规则,初潮年龄13岁,月经周期5~6/30天。LMP:2015年9月26日,自诉近2周来时常出现恶心、呕吐,尤其以早晨起床时较为明显,伴乏力,食欲较以前发生改变,厌油腻食物,喜食酸的食物。生育史:0-0-0-0。既往体健,无手术、外伤史,无药物过敏史。其母有慢性高血压、糖尿病病史。

实验室检查:血 hCG 4700U/L,B型超声提示"宫腔妊娠"。

陈女士刚刚参加工作,此次怀孕并不在计划之中。

【分析思考】

1. 请针对陈女士的具体情况实施护理评估。
2. 推算陈女士的预产期。
3. 为陈女士建立围产期保健手册。
4. 根据评估结果,列出陈女士目前存在的主要护理诊断。
5. 针对护理诊断,列出相应的护理措施。
6. 对陈女士进行孕早期健康宣教。
7. 告知陈女士下次产检的时间及检查项目。

【临床案例二】

王女士,30岁,因"停经24周,小腿抽搐1周"来医院进行产前检查。LMP:2015-04-08,停经40余天自觉恶心、晨起呕吐、食欲欠佳,约持续1个多月自然消失。自诉近1周来,夜里时常出现小腿抽搐,睡眠不佳。平素月经规则,初潮年龄14岁,月经周期为4~5/25~28天,量中等,无痛经。生育史:0-0-1-0。2009年曾于外院行阑尾切除术,无输血史,无药物过敏史,家族史无特殊。

体格检查:体温36.8℃,脉搏71次/分,呼吸22次/分,血压118/73mmHg。

产科检查:宫高23cm,腹围89cm,胎心142次/分。

辅助检查:红细胞 3.7×10^{12}/L,血红蛋白105g/L。B型超声提示胎位为LOA。

【分析思考】

1. 进一步采集王女士相关的健康史资料。
2. 推算王女士的预产期。
3. 为王女士测量宫高、腹围,并了解如何绘制妊娠图。
4. 为王女士进行四步触诊、听诊胎心音。
5. 为王女士进行骨盆外测量。
6. 根据评估结果,列出王女士目前存在的主要护理诊断。
7. 针对主要护理诊断,列出相应的护理措施。
8. 针对王女士小腿抽搐现象进行健康教育。

(冯　蓉)

实训三十二　妊娠期并发症妇女的护理

【临床案例一】

吴女士,30 岁,已婚,因"停经 2 个月,少量阴道流血 4 日,右下腹剧痛 1 小时"就诊。患者平时月经周期规律,现停经 2 个月,4 日前出现阴道流血,量不多,色暗红,未予重视。今晨 5 时突然感右下腹剧烈疼痛,之后疼痛波及整个下腹部,伴有恶心、呕吐,有肛门坠胀感,于 6 时急诊入院。

体格检查:体温 36.8℃,脉搏 108 次 / 分钟,血压 75/40mmHg。面色苍白、烦躁不安。心肺听诊无异常。轻度腹肌紧张,下腹压痛,尤以右下腹明显,移动性浊音阳性。妇科检查:阴道少量流血,暗红色。后穹隆饱满,有触痛;宫颈举痛明显,子宫饱满,无压痛;右侧附件区可触及直径 2cm 大小的包块,质软、不活动,有压痛。

实验室检查:血红蛋白 70g/L,白细胞总数 5.0×10^9/L,中性粒细胞 0.7,淋巴细胞 0.3。

【分析思考】

1. 考虑吴女士发生了什么问题? 你的判断依据是什么?
2. 目前首要的护理诊断是什么? 相应的护理措施有哪些?
3. 异位妊娠常见原因有哪些? 最常发生的部位在哪里?
4. 为确诊还需进行哪些相关的辅助检查?
5. 异位妊娠的治疗要点有哪些? 护士如何配合治疗?
6. 失血性休克的主要表现? 发生失血性休克如何配合急救与护理?
7. 如何对吴女士进行出院后的健康指导?

【临床案例二】

宋女士,28 岁,已婚,因"妊娠 35 周,无诱因阴道流血 2 次"入院。患者孕 3 产 1,于 5 年前足月分娩 1 次,顺产活胎,曾人工流产 1 次。停经 38 日时,查尿 hCG 阳性,孕 24 周开始至医院行定期产前检查,孕 18 周感胎动至今,孕 33 周时无诱因阴道流血 1 次,量少、暗红色,经卧床休息后出血停止。于半小时前再次发生阴道流血,量较上次多,色红,有小凝血块,无腹痛。否认近日有外伤、劳累及性生活史。

体格检查:体温 36.7℃,脉搏 80 次 / 分钟,呼吸 18 次 / 分钟,血压 110/70mmHg。神志清楚,心肺听诊无异常。产科检查:腹软,无压痛,宫底位于剑突下 2 横指,胎位枕左前,胎头浮,胎心音 136 次 / 分钟,无宫缩。

实验室检查:红细胞 3.4×10^{12}/L,血红蛋白 100g/L,白细胞 10×10^9/L,中性粒细胞 0.64,淋巴细胞 0.36。血型"B"型。

B 超检查:胎头双顶径 8.5cm,羊水深度 4.2cm,胎盘位于子宫后壁,下缘部分覆盖宫颈内口。

【分析思考】

1. 宋女士发生了什么问题? 你的判断依据是什么?

2. 目前首要的护理诊断是什么？相应的护理措施有哪些？

3. 简述前置胎盘的分类。

4. 前置胎盘的治疗要点有哪些？护士如何配合治疗？

5. 前置胎盘与胎盘早剥如何鉴别？

6. 宋女士如需再次妊娠,给出前置胎盘的预防措施。

【临床案例三】

钱女士,32 岁,因"妊娠 35 周,血压升高 2 周"入院。患者停经后定期产检,无异常不适。近 2 周产检发现血压升高至 150/90mmHg,无其他不适,以"妊娠期高血压疾病"收住院。入院后给予解痉、镇静、降压治疗 24 小时,病情无明显好转,2 小时前出现持续性腹痛,阴道少量出血。孕产史:孕 2 产 0。

体格检查:体温 36.9℃,脉搏 102 次 / 分钟,呼吸 22 次 / 分钟,血压 130/100mmHg,面色苍白,心肺听诊无异常。产科检查:宫高 38cm,腹围 102cm,子宫硬如板状,压痛明显,胎位触不清,胎心听不清。肛诊:胎膜未破,子宫颈口未开。

实验室检查:红细胞 3.0×10^{12}/L,血红蛋白 90g/L,尿蛋白（++）。

【分析思考】

1. 钱女士发生了什么问题？你的判断依据是什么？

2. 目前首要的护理诊断是什么？相应的护理措施有哪些？

3. 胎盘早剥的类型有哪些？何谓子宫胎盘卒中？

4. 如何评估钱女士的内出血情况？

5. 胎盘早剥的治疗要点有哪些？护士如何配合治疗？

6. 失血性休克的主要表现？发生失血性休克如何配合急救与护理？

7. 如何预防胎盘早剥？

8. 对失去胎儿及切除子宫的患者如何进行心理护理？

【临床案例四】

姚女士,35 岁,因"停经 32 周,下肢水肿 1 个月,头晕、头痛、眼花、恶心 2 日"入院。平素月经规律,停经 38 余天出现恶心及轻微呕吐,未经治疗,持续 20 余日自然好转。停经 4 个月后出现胎动,活跃至今。近 1 个月下肢水肿至大腿,2 日前起感觉头晕、头痛、眼花、恶心。既往无高血压及肾病史。生育史:孕 1 产 0。

体格检查:体温 37.0℃,脉搏 90 次 / 分钟,呼吸 18 次 / 分钟,血压 160/110mmHg,发育正常,营养中等,心肺（-）,肝脏肋下未触及,肾区无叩痛,脊柱四肢（-）,下肢水肿（++）。产科检查:宫高 32cm,腹围 98cm,无宫缩,头先露,枕右前,未入盆,胎心音 140 次 / 分钟。骨盆外侧量,髂棘间径 24cm,髂嵴间径 27cm,骶耻外径 20cm,坐骨结节间径 9cm。

实验室检查:红细胞 3.6×10^{12}/L,血红蛋白 100g/L,血小板 140×10^9/L,尿蛋白（++）。

【分析思考】

1. 姚女士发生了什么问题？你的判断依据是什么？

2. 目前首要的护理诊断是什么？相应的护理措施有哪些？

3. 妊娠期高血压疾病如何分类?

4. 妊娠期高血压疾病最基本的病理变化? 可引起哪些严重并发症?

5. 姚女士还需进行哪些相关的辅助检查?

6. 如果给姚女士使用硫酸镁,请简述用药方法、中毒反应及如何观察预防。

7. 如何配合子痫急救与护理?

8. 请对姚女士进行健康指导。

(胡俊妹)

实训三十三 分娩期妇女的护理

【临床案例】

张女士,26 岁,因"G_3P_0,孕 40 周,阵发性腹痛 10 小时"入院。查体:体温 37.1℃,脉搏 88 次 / 分,血压 110/70mmHg。产科检查:骨盆外测量各径线均正常。宫高 32cm,胎心率 132 次 / 分钟。

护士进行临产评估,得知 8:00 已临产,宫缩持续 25 秒,间歇 5~6 分钟,强度中弱,头先露。12:00 阴道检查:宫口扩张 3cm,胎头位于坐骨棘水平上 1cm,羊膜囊鼓出,估计胎儿体重 3200g。产妇感到疼痛难忍,精神也较紧张,担心胎儿安全。

【分析思考】

1. 目前张女士主要的护理诊断有哪些? 护士应提供哪些有效的护理措施?

2. 张女士临产 10 小时后,查宫口已开全,胎头位于坐骨棘水平下 2cm,但胎膜仍未破,医生需对产妇进行人工破膜,护士应如何进行护理配合?

3. 第二产程中护士应如何配合助产士接生?

4. 新生儿顺利娩出,心率 120 次 / 分,呼吸节律不齐,四肢屈曲,活动好,哭声响亮,全身红润,其 Apgar 评分是多少? 如何护理新生儿?

5. 胎儿娩出后应如何护理产妇? 产后两小时观察要点有哪些?

6. 简述产程的临床分期。

7. 请说出顺产的好处。

8. 请说出新生儿早接触、早吸吮的好处。

(李 丽)

实训三十四 分娩期并发症妇女的护理

【临床案例】

王女士,26 岁,孕 38^{+4} 周产后 3 小时,心慌、头晕、出冷汗 10 分钟。该产妇 3 小时前阴道分娩一男婴,体重 4200g,Apgar 评分 9~10 分。胎盘娩出时有部分粘连,予徒手剥离,出血约 450ml,予欣母沛 1 支肌肉注射。产妇回到病房休息,10 分钟前主诉心慌、头晕、出冷汗。查体:BP86/54mmHg,P118 次 / 分,R20 次 / 分。宫底脐上 1 横指,质软,子宫轮廓不清,压出积血 500ml。生育史 1-0-2-1。否认血液病史。

急诊血常规检查提示：血红蛋白 78g/L（产前检查血红蛋白为 98g/L）。

【分析思考】

1. 王女士发生了什么问题？你的判断依据是什么？
2. 目前首要的护理诊断及相应的护理措施有哪些？
3. 胎盘娩出后子宫收缩良好的征象有哪些？
4. 按摩子宫的方法有几种？请演示。
5. 临床上评估失血量较为准确的方法有哪几种？如何计算？
6. 该产妇血红蛋白下降 20g/L，失血量大约是多少？
7. 促进子宫收缩的药物有哪些？使用时有哪些注意事项？
8. 分析王女士产后出血的原因，列出预防产后出血的措施。

（杜江平）

实训三十五　产褥期母婴的护理

【临床案例】

张女士，26 岁，因"停经 39^{+3} 周，下腹部阵发性疼痛伴阴道见红 1 天"，拟诊"G_1P_0 孕 39^{+3} 周，临产"入院。入院 4 小时后分娩一男婴，体重 3800g，Apgar 评分 9~10 分。胎盘娩出完整，会阴 Ⅰ 裂伤，予以缝合。

现产后第 3 天，产妇主诉乳房沉、硬、乳汁排出不畅，哺乳时乳头疼痛，产妇情绪不稳定。查体：T37.4℃，P82 次 / 分，宫底脐下三指，恶露色红、量少、无异味，会阴伤口处无红肿、硬结，余无异常。新生儿黄疸指数为 14mg/dl，尿不湿上有粉红色血丝样物质。

【分析与思考】

1. 张女士乳房沉、硬、乳汁排出不畅的原因和处理方法？
2. 新生儿含接时，产妇乳头疼痛的主要原因是什么？如何处理？
3. 尿不湿上粉红色血丝样物是何物？该如何处理？
4. 该新生儿的黄疸指数正常吗？如不正常，应如何处理？
5. 如何判断孩子是否吃饱了？出生三天的新生儿胃容量为多大？
6. 张女士的子宫复旧及恶露是否正常？如何进行评估和护理？
7. 如何对张女士进行心理疏导？
8. 简述母乳喂养、早吸吮及按需哺乳的好处。
9. 请演示正确的母乳喂养体位和含接姿势。
10. 请演示孕期、哺乳期乳房护理方法。
11. 乳头破了是不是就不能哺乳了？如何预防乳头皲裂？
12. 产妇在饮食上需要注意什么？
13. 如何预防会阴切口感染？
14. 出院指导内容有哪些？产后 42 天应做哪些检查？

（高晓阳）

实训三十六　产褥期并发症的护理

【临床案例】

陈女士,32 岁,因"产后 4 日,发热、下腹痛 1 日"入院。4 天前在当地医院阴道分娩一足月男婴,体重 4200g。分娩过程中因宫缩乏力行胎头吸引术,产后出血 500ml。现产后第 4 天,产妇高热、头痛,全身乏力,无食欲,乳汁分泌少。其家人将新生儿安置在另一房间,给予配方奶粉喂养,产妇焦急万分。

查体:T 39.1℃,P 120 次/分,R 20 次/分,BP 110/70mmHg。腹软,下腹正中有压痛。恶露量多、色鲜红,有臭味,外阴切口红肿、疼痛。

实验室检查:血常规检查:红细胞 3.5×10^{12}/L,白细胞 12×10^{9}/L,中性粒细胞 81.3%。

【分析思考】

1. 陈女士发生了什么问题? 依据有哪些?
2. 根据首优原则列出护理诊断及依据。
3. 针对护理诊断,相应的护理措施有哪些?
4. 产前、产后如何指导陈女士进行乳房护理?
5. 巨大儿喂养要点有哪些?
6. 如何预防乳胀?
7. 简述乳汁过少的护理措施。
8. 请对陈女士进行产后会阴护理的健康宣教。
9. 请对陈女士进行相应的心理护理及健康教育。

（张　蕾）

实训三十七　高危围生儿的护理

【临床案例】

王女士,28 岁,初产妇,因"妊娠 40^{+5} 周,胎儿宫内窘迫"于 2015 年 6 月 10 日 18:32 行急诊剖宫产术。新生儿出生体重 3500g,无哭声,无自主呼吸,肤色苍白,无心脏搏动,四肢软瘫。立即清理呼吸道,气囊正压通气,同步胸外心脏按压;30 秒后评价患儿仍无心率,无自主呼吸,即予气管插管,行插管气囊正压通气,持续胸外心脏按压;30 秒后评价患儿心率低于 60 次/分,予脐静脉注入 1∶10 000 肾上腺素 0.3ml/kg,共 2 次,持续胸外心脏按压和正压通气;5 分钟时评价患儿心率逐渐恢复至 100~110 次/分,躯干肤色较前稍红润,四肢稍紫,出现抽泣样呼吸、皱眉,四肢略屈,体温 35.7℃,转入 NICU 心电监护,进一步诊治。

【分析思考】

1. 该患儿发生了什么问题?
2. 该患儿娩出时和娩出 5 分钟后的 Apgar 评分各是多少? 判断依据是什么?

3. 该新生儿属于何种程度的窒息？

4. 新生儿复苏的程序是什么？该案例中采取的程序有哪些？

5. 新生儿窒息常见的原因有哪些？

6. 新生儿娩出时清理呼吸道的方法有哪些？请演示。

7. 由两人同时对患儿实施正压通气和胸外心脏按压,比例如何？请演示。

8. 该患儿转入新生儿病房后,责任护士应采取哪些相应的护理措施？

（许　红）

实训三十八　女性生殖系统炎症患者的护理

【临床案例】

王女士,30 岁,已婚。因"白带增多伴外阴瘙痒 2 天"就诊。平素月经规律,5/30 日,生育史:1-0-0-1,IUD 避孕。

妇科检查:外阴皮肤有抓痕,阴道后穹隆处有多量黄色稀薄泡沫状分泌物,阴道黏膜有多处散在红色斑点;宫颈肥大,表面光滑,轻度充血;宫体:前位,正常大小,无压痛;两侧附件区未扪及包块,无增厚,无压痛。

白带检查结果示:清洁度Ⅱ°,滴虫(+),霉菌(−),细菌(−)。

临床诊断:滴虫性阴道炎。给予 1% 乳酸溶液擦洗阴道后,甲硝唑栓每晚 1 次,阴道用药,连续治疗 2 个疗程。

【分析思考】

1. 根据病史资料,分析病情特点以及诊断的依据。

2. 简述王女士目前存在的主要的护理诊断和相关因素。

3. 相应的护理措施有哪些？

4. 阴道炎症的病因有哪些？其临床表现有哪些异同点？

5. 演示阴道擦洗和阴道上药操作。

6. 描述阴道擦洗的适应证及操作要点。

7. 如何指导王女士自行阴道用药？

8. 如何指导王女士进行会阴护理？

9. 请对王女士进行相应的健康宣教。

（施　凤）

实训三十九　女性生殖系统肿瘤患者的护理

【临床案例】

李女士,40 岁,已婚,因"经量增多,经期延长 1 年伴头晕 2 个月"就诊。患者既往月经规则,5/30~32 天。于 1 年前无诱因出现经量增多,每次使用卫生巾由原来的 20 片增至 28 片,伴有暗红色凝血块,经期延长至 7~8 天,月经周期无明显变化。近 2 个月来经期持续

10~12 天, 经量明显增多, 每次约需 40 片卫生巾, 色鲜红, 有血块, 伴头昏、乏力。

现月经干净第 5 天, 查体: 生命体征平稳, 贫血貌, 睑结膜苍白, 无腹痛。妇科检查: 外阴发育正常, 经产式; 阴道通畅, 无血迹; 宫颈光滑, 轻度肥大; 子宫后位, 增大如妊娠 10 周子宫大小, 质硬, 表面凹凸不平, 无压痛, 活动度好; 两侧附件未扪及异常。

血常规检查: 红细胞 2.1×10^{12}/L, 血红蛋白 72g/L, 血小板 144×10^9/L。

【分析思考】

1. 李女士可能患什么疾病? 你的判断依据是什么?
2. 为进一步明确诊断, 建议李女士做何项检查?
3. 根据首优原则分析该李女士存在的护理诊断 / 医护合作性问题。
4. 李女士目前存在贫血, 请根据这一情况为其制定护理计划并实施护理。
5. 医生建议李女士经腹行次全子宫切除术, 李女士担心切除子宫后会加快衰老, 如何对其进行健康教育?
6. 经腹行次全子宫切除术的术前准备有哪些?
7. 李女士术毕返回病室, 如何对其实施护理?
8. 李女士出院时, 如何进行健康教育?

(潘爱萍)

实训四十 女性生殖内分泌疾病患者的护理

【临床案例】

王女士, 50 岁, 因"闭经 4 月, 阴道出血量多 10 日"就诊。患者近 2 年来月经不调, 表现为周期延长, 经量增多且淋漓不净, 7~15 日 /1~3 月, 月经量时多时少, 有时应用黄体酮后月经来潮。近 4 个月夜间睡眠不良, 易醒, 多梦, 盗汗, 以颈面部为主, 次数逐渐增多, 每次持续时间逐渐延长, 约持续 2~3 分钟, 心烦, 有时胸闷、心慌。

妇科检查: 外阴经产型, 阴道通畅, 黏膜皱襞减少。子宫颈正常大小, 光滑, 子宫体前倾位, 正常大小, 表面光滑, 活动良好。双附件未触及异常。

辅助检查: B 超检查: 子宫 7cm × 5cm × 3cm 大小, 内膜厚 0.4cm, 双侧附件未见占位病变, 未见发育卵泡。心电图: 心率 104 次 / 分, ST 段下降, T 波低平。

【分析思考】

1. 请问王女士发生了什么问题? 依据有哪些?
2. 根据首优原则指出王女士的护理诊断及相关因素。
3. 相应的护理措施有哪些?
4. 患者属于何种原因的闭经?
5. 卵巢功能检查方法有几种?
6. 如何指导王女士进行基础体温测定?
7. 描述诊断性刮宫术护理要点及使用性激素治疗的护理要点。
8. 简述采取支持治疗补充铁剂的注意事项。

9. 指导王女士进行会阴护理。

10. 请对王女士进行相应的心理护理及健康宣教。

（马常兰）

参考文献

1. 陈晓莉. 妇产科护理技术. 北京:人民卫生出版社,2011.
2. 高晓阳. 助产技术实训指导. 南京:江苏凤凰教育出版社,2014.
3. 魏碧蓉. 高级助产学. 北京:人民卫生出版社,2013.
4. 郑修霞. 妇产科护理学. 北京:人民卫生出版社,2012.
5. 金庆跃. 助产综合实训. 北京:人民卫生出版社,2014.
6. 谢幸,苟文丽. 妇产科学. 北京:人民卫生出版社,2013.
7. 马常兰. 妇产科护理学实训指导. 南京:江苏科学技术出版社,2012.
8. 安立彬. 实用妇产科护理学. 北京:人民军医出版社,2009.
9. 夏海鸥. 妇产科护理学. 北京:人民卫生出版社,2014.
10. 常青. 妇产科护理实训. 南京:东南大学出版社,2014.
11. 王泽华. 妇产科学. 北京:人民卫生出版社,2010.
12. 姜淑霞. 母婴护理. 北京:高等教育出版社,2013.
13. 叶鸿瑁,虞人杰. 新生儿复苏教程. 北京:人民卫生出版社,2012.